W0089851

DIEDERICHS
GELBE REIHE

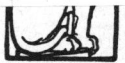

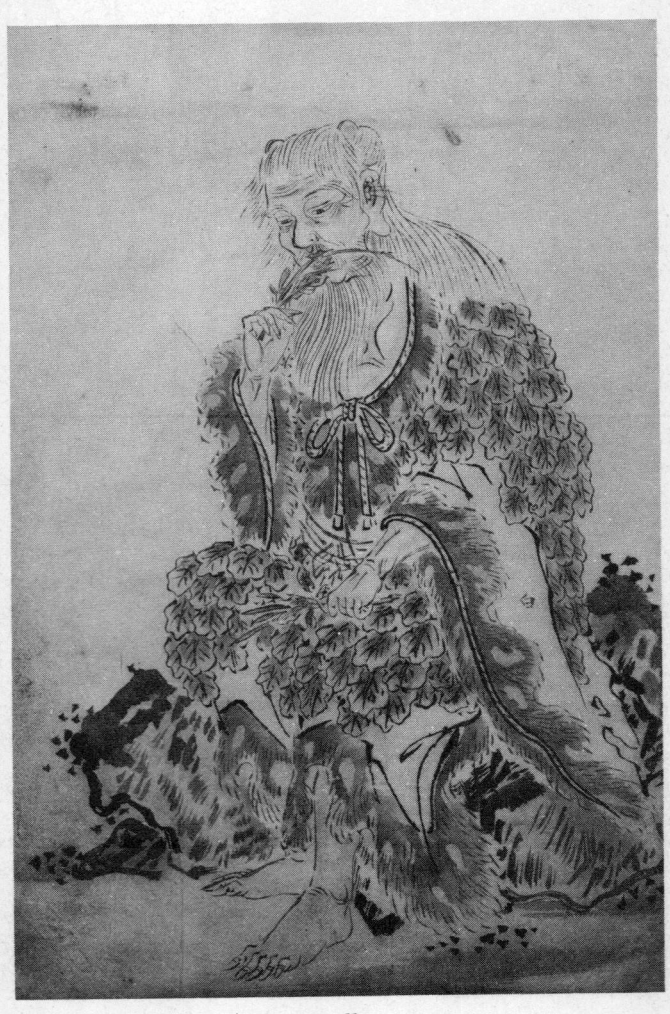

Shennong, der Gott der Heilkräuter

Albert Y. Leung

Chinesische Heilkräuter

Aus dem Amerikanischen übersetzt
von Angelika Feilhauer

Eugen Diederichs Verlag

Das Buch erschien zuerst 1984 unter dem Titel
»Chinese Herbal Remedies«
Die Illustrationen zu diesem Buch stammen von
Bing Fun Leung

CIP-Kurztitelaufnahme der Deutschen Bibliothek
Leung, Albert Y.:
Chinesische Heilkräuter / Albert Y. Leung.
Aus d. Amerikan. übers. von Anglika Feilhauser.
[Die Ill. stammen von Bing Fun Leung].
1. Aufl. – Köln: Diederichs, 1985.
(Diederichs Gelbe Reihe; 56: China)
Einheitssacht.: Chinese herbal remedies ‹dt.›
ISBN 3-424-00796-x
NE: GT

Erste Auflage 1985
© 1984 by Albert Y. Leung
Alle Rechte an der deutschen Ausgabe beim
Eugen Diederichs Verlag GmbH & Co. KG, Köln
Umschlaggestaltung: Eberhart May, Bergisch Gladbach
Satz: Lichtsatz Heinrich Fanslau, Düsseldorf
Druck und Bindung: Buch- und Offsetdruckerei Wagner GmbH,
Nördlingen
ISBN 3-424-00796-x

Inhalt

Einleitung

Die chinesische Medizin ist außerordentlich kompliziert. Sie beruht nicht allein auf der Behandlung mit pflanzlichen Arzneien, sondern sie repräsentiert jahrtausendelange Erfahrung und eine Lebensweise, die eng mit der östlichen Philosophie verbunden ist.

Die Pflanzenheilkunde deckt nur etwa die Hälfte des Gesamtbereiches der chinesischen Medizin ab, die andere schließt beispielsweise auch Philosophie, Ernährung und Gesundheitspflege ein. In der chinesischen Medizin behandelt man nicht zielgerichtet einzelne Symptome, sondern meist den ganzen Körper – und das ist ein entscheidender Unterschied zu der Mehrzahl heutiger, westlicher Behandlungsmethoden. Ein guter chinesischer Arzt rät seinem Patienten – unabhängig davon, ob er ihm ein Arzneimittel verschreibt – auch, was er während der Behandlung essen und was er meiden sollte. Ferner wird er ihm raten, wie er seine Lebensgewohnheiten ändern kann, um vollkommen gesund zu werden. Ein typisches Beispiel für dieses holistische (ganzheitliche) Verfahren ist die Behandlung eines wahrhaft universellen Leidens, der Hämorrhoiden. Das chinesische Schatzkästlein der Medizin hält viele Mittel dafür bereit, doch wichtiger ist den chinesischen Ärzten bei der Behandlung die Änderung der Eß- und Lebensgewohnheiten. Die Kranken dürfen keine fetten oder gebratenen Speisen und stark gewürzten Gerichte

– etwa mit Chili oder Paprika – essen, da man annimmt,
daß sie die Symptome verschlimmern. Man empfiehlt ihnen statt dessen, nur milde Nahrungsmittel (beispielsweise
gedämpfte oder gekochte Speisen) zu sich zu nehmen und
viel zu ruhen. Gewöhnlich gehen Symptome und Beschwerden bei dieser Behandlungsweise binnen weniger
Tage zurück, selbst wenn keine Arzneipflanzen verschrie-
ben werden, was jedoch meist der Fall ist.

Heute verwendet man in der chinesischen Medizin beinahe 6000 Arzneistoffe. Sie werden in erster Linie aus
Pflanzen gewonnen, manche sind jedoch auch tierischen
oder mineralischen Ursprungs. Aus diesen 6000 Grund-
substanzen werden unzählige Arzneien hergestellt. Die
meisten davon benutzt man seit Jahrhunderten (manche
seit Jahrtausenden). Anders als die meisten unserer heutigen Medikamente kommen sie nicht aus dem Labor und
erfordern keine Langzeituntersuchungen; auch müssen
wir uns nicht bang fragen, wann man wohl feststellt, daß
ihre schädlichen Nebenwirkungen irgendwelche Krankheiten verursachen. Diese alten chinesischen Heilmittel
wurden nicht nur wenige Jahre oder Jahrzehnte getestet,
sondern über Generationen, Jahrhunderte und Jahrtausende. Sie können daher als völlig unbedenklich gelten.
Ihre Wirkung wurde nicht (wie bei heutigen Medikamenten) an Ratten, Mäusen oder Hunden getestet, sondern an
Menschen. Über lange Zeit sind die toxischen Eigenschaften bestimmter Pflanzen und Arzneimittel beobachtet und
festgehalten worden. Einige toxische Mittel wurden nicht
weiterverwendet, andere, die immer noch wirksam sind,
behielt man dagegen bei, doch wurden ihre toxischen Eigenschaften ausführlich beschrieben. Oft findet man auch
Verhaltensmaßregeln, wie diese Wirkungen zu vermeiden

oder zumindest zu mildern sind. Eisenhut und Brechnuß liefern hier gute Beispiele. Beide Pflanzen sind hochgiftig und enthalten die tödlichen Alkaloide Akonitin beziehungsweise Strychnin. Während man sie in der westlichen Medizin meidet, werden sie in der chinesischen Medizin häufig gebraucht, beide jedoch nur unter besonderen Vorsichtsmaßnahmen. Um ihre Giftigkeit zu mindern, verordnet man sie stets zusammen mit anderen Kräutern. Darüber hinaus werden oft viele Stunden für die Zubereitung der Abkochungen verwandt, oder man unterzieht die Pflanzen einem besonderen Verfahren – einer Art Fritieren –, um die giftigen Stoffe zu entfernen.

Dennoch sollte an dieser Stelle warnend darauf hingewiesen werden, daß es gelegentlich zu Vergiftungen kommt und daß in chinesischen medizinischen und pharmazeutischen Fachzeitschriften schon darüber berichtet wurde. Solche Vergiftungen sind meist darauf zurückzuführen, daß die Patienten bei der Zubereitung der Abkochungen nachlässig sind und sich nicht an die Anweisungen halten. Um Zeit zu sparen, kochen sie die Pflanzen nicht die vorgeschriebene Zeit, und das kann ernste Konsequenzen haben. Patienten, die mit modernen wissenschaftlichen Prinzipien vertraut sind oder wissen, welch schlechten Ruf das Kochen bei den Ernährungswissenschaftlern genießt, mögen vielleicht auch glauben, bei einer kürzeren Kochzeit würde ein größerer Teil der Wirkstoffe erhalten bleiben. Sie sind sich vielleicht nicht im klaren darüber, daß es andere Gründe für das lange Kochen geben kann, und hier trifft es zweifellos zu, wenn man sagt, Halbwissen sei sehr gefährlich.

Ein einzigartiges Merkmal der chinesischen Pflanzenheilmittel ist jedoch – verglichen mit heutigen Medikamenten – ihre relative Unschädlichkeit, wenngleich man natürlich ihre Eigenschaften berücksichtigen und sie richtig anwenden muß. Und sie haben nicht nur wenige oder keine schädlichen Nebenwirkungen, sie werden in China heute sogar dazu verwendet, die schädlichen Nebenwirkungen moderner Medikamente abzuschwächen, insbesondere bei der Behandlung von Krebs. Die westliche Medizin steht der Verwendung verschiedener Pflanzen zur Behandlung einer Krankheit kritisch gegenüber, zögert aber nicht, bei der gleichen Krankheit verschiedene Medikamente einzusetzen und – wie im Fall von Krebs – auch noch zu bestrahlen. Offenbar entdeckt man im Westen gerade erst etwas, was man in der chinesischen Medizin schon seit Jahrtausenden weiß: Die Eigenschaften verschiedener chemischer Stoffe können bei der Bekämpfung von Krankheiten zusammenwirken.

Das Arzneipflanzenbuch des Shennong *(Shennong bengao*)* von 200 v. Chr. wird allgemein als die älteste chinesische Pharmakopöe angesehen. Shennong ist ein legendärer Kaiser, der angeblich um 2700 v. Chr. gelebt haben soll. In dem Werk finden sich 365 Arzneimittel, von denen 120 als ungiftig, weitere 120 (abhängig von der Verwendung) als leicht giftig und 125 als giftig und daher nicht für den längeren Gebrauch geeignet eingestuft werden. So gehören beispielsweise zur Kategorie der ungiftigen Ginseng und Süßholz, während zwei der im Westen bekanntesten Arzneipflanzen – Rhabarber und Eisenhut – zu den Gift-

---

* In diesem Buch ist – sofern nicht anders angegeben – für die chinesischen Schriftzeichen die Pinyin-Umschrift verwendet worden. Ihr wurde dem Wade-Giles-System gegenüber der Vorzug gegeben, weil sie der heutigen chinesischen Aussprache näherkommt.

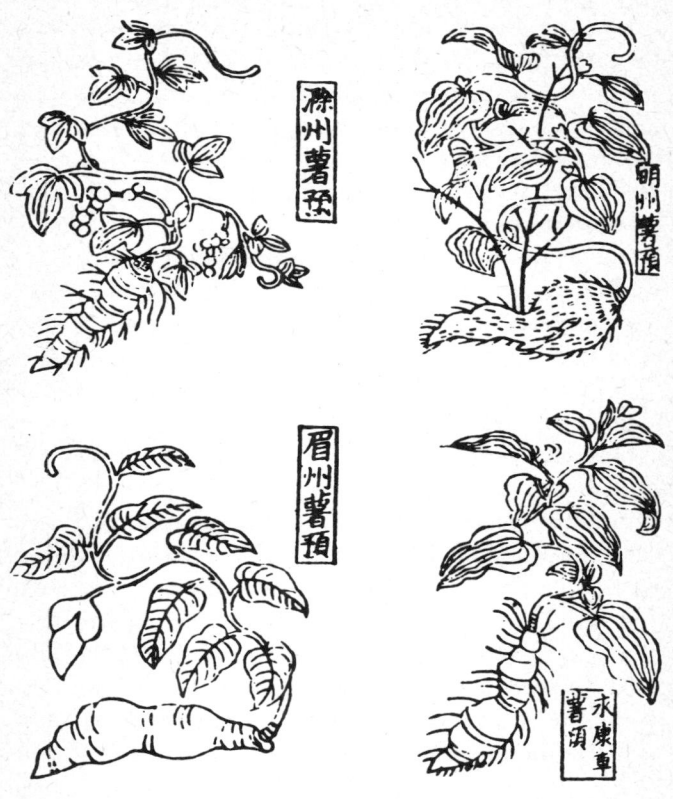

Eines der frühesten chinesischen Bücher zum Thema, das 304 n. Chr. von Chi Han verfaßte Nan-fang ts'ao-mu chuang (»Pflanzen der südlichen Provinzen«) zeigt die Yamswurzel in verschiedenen Stadien.

pflanzen gezählt werden. Das Buch wurde mehrere Male überarbeitet und erweitert, um neue Heilmittel aufzunehmen. Die meisten Pflanzen aus diesem Buch werden heute noch in der chinesischen Medizin verwendet.

Später wurden zahlreiche andere Werke verfaßt, in denen Heilmittel sowohl ausländischer als auch chinesischer Herkunft zu finden sind. Das berühmteste dieser späteren Arzneipflanzenbücher ist das *Bencao gangmu* (systematische Pharmakopöe) des Li Shizhen, das etwa von 1590-96 verfaßt wurde. Es besteht aus 52 Bänden, enthält die Beschreibung von 1892 Heilmitteln und gehört ebenfalls noch heute zu den Standardwerken eines traditionellen chinesischen Arztes. Darüber hinaus wird es häufig in der chinesischen Forschung benutzt.

In den letzten Jahrzehnten wurden innerhalb und außerhalb Chinas zahlreiche Bücher über die chinesische Pflanzen- und Volksmedizin veröffentlicht. Manche enthalten Beschreibungen der Pflanzen sowie ihre Eigenschaften und Anwendungsbereiche und geben Rezepte, andere gehen wissenschaftlicher vor und liefern exakte Daten über chinesische Arzneimittel. Viele dieser Bücher sind sehr umfangreich. In ihnen ist das gesamte Wissen enthalten, das über chinesische Arzneien gesammelt wurde, seit Shennongs Buch erstmals erschien. Das umfassenste Werk ist das *Zhongyao dacidian* (Enzyklopädie der chinesischen Arzneimittel), das vom Jiangsu-Institut für Moderne Medizin verfaßt wurde. Es erschien 1977 in China, 1978 druckte man es in Hongkong nach. Es besteht aus drei Bänden, wobei der dritte ein umfangreiches Register enthält. Es beschreibt detailliert 5767 traditionelle pflanzliche, tierische und mineralische Heilmittel, die gegenwärtig in der chinesischen Medizin verwendet werden. Es enthält aktuelle (bis 1974) pharmakologische, klinische, chemische, botanische und andere wissenschaftliche Forschungsergebnisse aus der ganzen Welt, einschließlich Japan, der Sowjetunion, Deutschland und den Vereinigten Staaten wie auch China selbst. Aus der Sicht meiner Fachgebiete – Botanik, Chemie und Pharmazie – sind die darin enthaltenen Fakten unglaublich genau und umfassend.

Und so findet sich in chinesischen Schriften eine Fülle an Informationen über nützliche und wirkungsvolle Heilmittel, die eine Periode von mindestens 2000 Jahren abdecken. Im Westen ist dies jedoch wenig bekannt. Hier glauben die meisten Menschen immer noch, die chinesische Medizin erschöpfte sich in Rhinozeroshörnern, Schlangenöl, Akupunktur oder Ginseng, um nur einige allgemein bekannte Dinge zu nennen. Während mancher im Westen die chinesische Medizin mit Mißtrauen und Verachtung betrachtet, zögern andere nicht, sich mit ihrer Hilfe zu bereichern. Dies alles hat natürlich nicht dazu beigetragen, der chinesischen Medizin im Westen einen Platz als anerkannte Heilkunst zu verschaffen. Wir wollen nur einmal zwei Beispiele herausgreifen: Ginseng und Akupunktur. In der chinesischen Medizin sind sie ebenso anerkannt wie Aspirin und Chirurgie im Westen, wenngleich man Ginseng und Akupunktur bereits viele Jahrhunderte vor Aspirin und Chirurgie gekannt hat.

Die chinesische Medizin benutzt den Ginseng als Tonikum, das nur eine schwache Wirkung hat und daher langfristig angewendet werden muß. Es wirkt weder bakterizid wie Penicillin, noch lindert es Angina pectoris wie Nitroglyzerin. Ginseng stärkt aber die körpereigenen Abwehrkräfte und unterstützt das allgemeine Wohlbefinden des Benutzers – wenn er sich ihn leisten kann. Im Westen stellt sich beim Ginseng jedoch folgendes Problem. Die meisten Vertreiber von Ginsengpräparaten (Kapseln, Tabletten usw.) verfügen weder über das dafür nötige Wissen, noch kümmern sie sich um seine Qualität. Da Ginseng teuer und die Qualität der Präparate nicht gesetzlich geregelt ist, können ihn skrupellose Hersteller leicht mit billigen, wirkungslosen Substanzen wie Zucker und Stärke verschneiden und ihn dennoch als echten Ginseng anbieten. Die Käufer ziehen aus diesen Produkten natürlich keinen wirklichen Nutzen, und das trägt in den Augen der breiten Öffentlichkeit weiter zum Verruf der chinesischen Medizin bei. Und dies trifft auch auf andere Pflanzenmittel aus China zu (wie *danggui* und Gelée royale). Seitdem die Akupunktur vor einigen Jahren erstmals allgemeine Beachtung fand, sind in den Ländern des Westens Praxen und Kliniken für Akupunktur wie Pilze aus dem Boden geschossen. So manche sollten aber mit Vorsicht genossen werden. Die Akupunktur ist eine altehrwürdige Kunst, die nur durch jahrelange Lehrzeit und Praxis erlernt werden kann. Oft geht sie vom Vater auf den Sohn über, und manchmal gibt sie ein Lehrer an einen Schüler seines Vertrauens weiter. Der echte Akupunkteur ist fast immer ein sehr gelehrter Mensch. Man sollte sich vor selbsternannten Akupunkturspezialisten hüten, die nicht einmal die chinesische Schrift beherrschen, egal welche Zeugnisse sie sonst auch vorweisen können. Betrachtet man die chinesische Medizin ganz allgemein, so liegt zweifellos ein wahrer Kern in dem alten chinesischen Sprichwort »Nimm nie die Arznei eines Doktors, in dessen Familie nicht schon seit drei Generationen Ärzte praktizieren«.

Die chinesische Medizin ist eine der ältesten Heilkünste

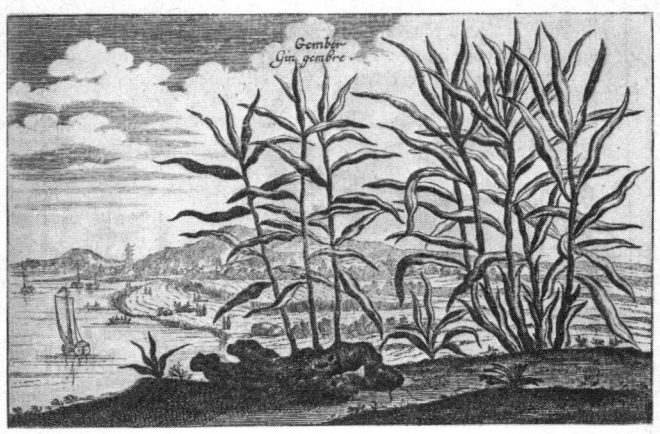

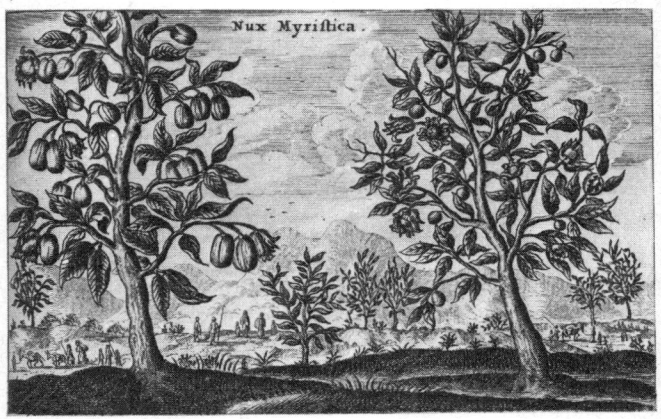

*Chinesische Heilkräuter aus westlicher Sicht: oben Ing-
wer-Sträucher, unten Muskatnuß-Bäume.
Aus: Joannes Nieuhovius, Legatio Batavica ad Magnum
Tartariae Chamum Sungteium, Modernum Sinae Impera-
torem. Amsterdam 1668*

der Welt, die heute noch angewendet werden. Im Gegensatz zu Heilmethoden der Alten Welt handelt es sich bei ihr nicht um ein Verfahren, das nur von einigen hochspezialisierten, einsiedlerischen Gelehrten erforscht und erhalten wird. Die chinesische Pflanzenheilkunde hat nie einen Niedergang erfahren und ist nie in Vergessenheit geraten, wie etwa die Heilmethoden Babylons, Ägyptens, Griechenlands und Indiens. Sie war über Jahrtausende ein lebendiger und sich entwickelnder Bestandteil der chinesischen Zivilisation. Da die Chinesen praktisch veranlagt sind, machten sie sich stets zunutze, was ihnen gerade zur Verfügung stand. Die Pflanzenwelt war für sie immer einer ihrer größten Reichtümer, und sie haben sich ihrer zu bedienen gewußt. Kein anderes Volk der Welt besitzt einen so reichen Bestand an schriftlichen Quellen über den medizinischen Gebrauch von Kräutern, und sie sind auch außerordentlich wertvoll für die Entdeckung moderner Arzneimittel. Europäische, russische und japanische Wissenschaftler haben sie jahrelang durchforscht und die in ihnen genannten Heilmittel analysiert. Und mittlerweile ist auch das Interesse der amerikanischen Wissenschaftler an chinesischen Heilpflanzen erwacht. Die Chinesen haben ihrerseits die westliche Medizin in ihre traditionelle Medizin einbezogen, so daß beide sich gegenseitig ergänzen. In China benutzt man heute bei der Behandlung verschiedenster Krankheiten oft eine Kombination von traditionellen und modernen, westlichen Arzneimitteln. Seit 1980 gibt es in China sogar eine wissenschaftliche Zeitschrift – das *Chinese Journal of Integrated Traditional and Western Medicine* –, die in zweimonatlichen Abständen erscheint und insbesondere diesem Aspekt der Medizin gewidmet ist.

Krankheiten wie Erkältungen, Halsentzündungen, Durchfall und kleinere Virusinfektionen klingen gewöhnlich nach wenigen Tagen von allein ab, egal, ob man (pflanzliche oder moderne) Arzneimittel eingenommen hat oder nicht. Auch dies zeigt wieder, daß unser Körper im Grunde widerstandsfähig ist und Krankheiten selbst begegnen kann. Nach der Philosophie und den Lehren der chinesischen Medizin können wir ein gesundes und langes Leben führen, wenn wir alles in Maßen tun und unseren Körper pflegen. Nichts ist schlimmer, als wenn man viel raucht, trinkt oder ißt und dann erwartet, daß moderne Medikamente die Krankheiten, die durch diese ungesunde Lebensweise entstehen, heilen können. Das Gegenteil ist oft der Fall. Moderne Arzneimittel beseitigen vielleicht einen bestimmten Krankheitszustand, verursachen aber oft neue Krankheiten. (Berühmtberüchtigt sind hier die angeborenen Mißbildungen, die durch Thalidomid verursacht wurden [Conterganschäden], oder Gebärmutter- und Gebärmutterhalskrebs, der bei Töchtern von Frauen auftrat, die viele Jahre zuvor während ihrer Schwangerschaft Diäthylsilböstrol eingenommen hatten.) Daher läßt man nach Möglichkeit am besten die Finger von allen Medikamenten. Hier stimme ich voll mit Dr. Jere Goyan, dem Leiter der amerikanischen Behörde für Nahrungs- und Arzneimittel, überein, der im Oktober 1979 sagte: »Meine Philosophie lautet, je weniger Medikamente die Menschen nehmen, um so besser geht es ihnen.«
Doch die westliche Kultur ist medikamentenabhängig, und solange sich die Menschen weiterhin mit der Vorstellung trösten, daß es gegen jede Krankheit irgendein Mittel gibt, ist es weitaus besser, wenn sie sich – wenn wir uns alle – verstärkt natürlichen Substanzen wie Kräutern, Gewür-

zen und Gemüsen zuwenden, die sie normalerweise täglich essen. Dieses Buch möchte zeigen, wie viele unserer Küchen- und Gartenpflanzen die Grundlage der chinesischen Medizin bilden, beispielsweise Mandeln, Gurken, Löwenzahn, Knoblauch, Ingwer, Minze, schwarzer und weißer Pfeffer, Sonnenblumenkerne, Tee und Walnüsse. Manche dieser Heilmittel werden erst kurz – erst seit wenigen Generationen – in der chinesischen Medizin verwendet, die meisten jedoch schon seit vielen Jahrhunderten.

Seit Tausenden von Jahren beruht die chinesische Medizin auf dem Konzept von *yin* und *yang**, einem System des Kräftegleichgewichts und der Harmonie im Körper. Wenn in der chinesischen Medizin Arzneimittel verordnet werden, dann dienen sie immer dazu, dieses Kräftegleichgewicht wiederherzustellen, damit im Körper ein Selbstheilungsprozeß einsetzen kann. Aus diesem Grunde ist die Wirkung der meisten chinesischen Arzneimittel verhältnismäßig schwach und kann nicht ohne weiteres wissenschaftlich erklärt werden. Dies hat viele westliche Wissenschaftler dazu verleitet, sie als rein psychologisch, psychosomatisch oder als Placeboeffekt abzutun – Vorstellungen, die ihnen vertraut sind. Sie haben dabei allerdings eine Tatsache übersehen, die vielen Forschern in zunehmendem Maße bewußt wird: Der Körper ist unter bestimmten Bedingungen in der Lage, selbst chemische Substanzen oder »Drogen« herzustellen, um Krankheiten abzuwehren. Wir wissen alle, daß wir mit Hilfe von Adrenalin unter

---

* Yin oder »Schatten« repräsentiert das passive, dunkle, weibliche Prinzip (Kraft), yang oder »Sonne« das aktive, helle, positive männliche Prinzip. Ist eine Kraft stärker als die andere, entsteht im Körper ein Ungleichgewicht und mit ihm Krankheit.

gewissen Umständen Leistungen vollbringen können, die wir uns nie hätten träumen lassen. Ferner ist bekannt, daß man das Gehirn willentlich dahingehend beeinflussen kann, daß es schmerzstillende Stoffe, sogenannte Endorphine, erzeugt, die stärker als Morphium sind, und der Körper in verschiedenen Situationen auch Prostaglandine und Interferone produzieren kann. Diese Substanzen, insbesondere die Interferone, werden heute intensiv erforscht und von einigen Forschern als Allheilmittel angesehen. Trotzdem ignorieren dieselben Forscher im allgemeinen den psychosomatischen Aspekt von Arzneimitteln. Und dabei sollte man die Möglichkeit, daß manche anscheinend wirkungslose pflanzliche Arzneimittel aus China winzige Mengen von Substanzen enthalten, die Abwehrmechanismen in unserem Körper auslösen können, nicht ignorieren, sondern lieber untersuchen. Sowohl die westliche als auch die chinesische Medizin haben ihre schwachen und ihre starken Seiten, und die starken sollte man zu unser aller Nutzen miteinander verbinden. Die Chinesen haben mit dieser Arbeit bereits begonnen, und wir sollten nun unseren Teil dazu beitragen. Sie wissen, daß in ihrer traditionellen Medizin Schätze ruhen, und sie setzen alles daran, diese zu erhalten und zu vergrößern. Ich sagte bereits, daß es die Absicht dieses Buches ist, einen Bereich der chinesischen Medizin auf nachvollziehbare Weise darzustellen. Es geht darum, wie man Kräuter, Obst und Gemüse, die uns allen vertraut sind, als Heilmittel einsetzen kann. Ich habe dafür 48 bekannte Pflanzen ausgesucht. Einige davon finden sich in Küche, Garten oder der Natur, andere bekommt man im Supermarkt oder Gemüsegeschäft, und manche gibt es in der Apotheke oder Spezialgeschäften größerer Städte. Bei jeder

Arznei wird ausführlich über Geschichte, Verwendung und mögliche Bezugsquellen informiert. Sofern vorhanden, wurden auch Berichte über den heutigen klinischen Gebrauch ergänzt, von denen die meisten bisher im Westen noch nicht veröffentlicht wurden.

Für die Mehrzahl der aufgeführten Arzneien oder Rezepte wird nur eine Pflanze benötigt, bei einigen braucht man aber auch zwei oder drei Kräuter. Da chinesische Pflanzenheilmittel in der Regel jedoch zahlreiche Komponenten enthalten, sind die in diesem Buch aufgeführten Arzneien nicht unbedingt typisch. Einige der Heilmittel stammen aus meiner Erinnerung. Wir bekamen sie als Kinder in Hongkong von unserer Großmutter, und ich weiß noch, daß sie stets halfen. Viele Informationen über diese und andere Heilmittel sind auch traditionellen chinesischen Heilpflanzenbüchern sowie chinesischen und englischen Fachbüchern über Botanik, Chemie, Pharmakologie und Pharmazie entnommen. Am Ende des Buches findet sich eine Bibliografie sowie ein Register, in dem Krankheiten und Pflanzen leicht aufzufinden sind.

Die hier vorgestellten Pflanzenheilmittel sind traditionelle, erprobte Arzneien. Sie wurden oder werden von einem Viertel der Menschheit verwendet. Dennoch sind sie – sofern nicht anders angegeben – nicht für den langfristigen Gebrauch gedacht. Ich habe in diesem Buch auch wiederholt auf die mangelnde Qualitätskontrolle bei der Herstellung handelsüblicher Pflanzenpräparate hingewiesen, um den Leser von deren Gebrauch abzuhalten. Manche Mittel mögen entlegen erscheinen und andere kurios, aber es ist ja gerade das mangelnde Verständnis für die Umstände, unter denen bestimmte Drogen oder Arzneien in der ein oder anderen Weise eingesetzt werden, das im Westen zur

Verwirrung über Wert und Wirksamkeit chinesischer Medizin beigetragen hat. Ich hoffe, dem Leser mit diesem Buch eine neue Sichtweise der chinesischen Medizin vermitteln und ihr etwas von ihrem Geheimnis nehmen zu können, indem ich sie als leicht gangbaren Weg zu einer ausgewogenen, weniger medikamentenabhängigen Lebensweise darstelle. Eine gewisse Vorsicht im Umgang mit diesen Rezepturen ist angebracht. Für falsche Anwendung kann keine Haftung übernommen werden.

Ich habe mich bemüht, in diesem Buch soweit wie möglich keine vagen und abstrakten Begriffe zu verwenden. Dennoch gibt es einige Spezialbegriffe, die nicht leicht zu übersetzen sind. Sie sollen im folgenden erläutert werden:

Den chinesischen Arzneien werden im allgemeinen bestimmte Grundeigenschaften zugeschrieben, und man unterscheidet sie nach ihrem sogenannten ›Temperaturverhalten‹. Es gibt Heilpflanzen mit:

›*kalten*‹ *Eigenschaften (han)*, mit denen man Krankheitszustände behandelt, die durch Fieber oder Brennen gekennzeichnet sind;

›*kühlen*‹ *oder* ›*kühlenden*‹ *Eigenschaften (liang)*, die sich von kalten durch den Grad ihrer Wirkung unterscheiden und gegen Fieber und Sommerhitze eingesetzt werden;

›*warmen*‹ *oder* ›*wärmenden*‹ *Eigenschaften (wen)*, die man zur Behandlung von Frösteln oder Schüttelfrost benutzt, etwa bei Malaria, und die auch kräftigend wirken, das heißt, sie können die Körperfunktionen aktivieren und auch Allgemeinschwäche beheben;

›*heißen*‹ *Eigenschaften (re)*, die – wie die vorangehenden – gegen Kälte und Schüttelfrost eingesetzt werden, aber einen höheren Wirkungsgrad besitzen.

Daneben gibt es noch neutrale Stoffe, die die Körperfunktionen normalisieren oder sich neutral verhalten, also nicht gegen Hitze oder Kälte wirken.

Ferner schreibt man den Heilpflanzen folgende fünf »Grundgeschmacksrichtungen« zu: *xin* (herb, beißend, scharf), *gan* (süß, angenehm), *suan* (sauer), *ku* (bitter, abstringierend) und *xian* (salzig). Sie sind eng mit dem Temperaturverhalten verknüpft. Toniken schmecken beispielsweise im allgemeinen angenehm oder süß, während fiebersenkende Mittel oft einen bitteren Geschmack haben.

Weitere Begriffe, die im Buch häufig auftauchen:

Abkochung Chinesische Arzneien werden gewöhnlich als Abkochungen eingenommen. Dazu simmert man die Pflanzen in einem Steingut- oder Porzellangefäß zwischen anderthalb und mehreren Stunden in Wasser. Töpfe aus Metall, insbesondere Eisen, dürfen nicht benutzt werden. Um eine Abkochung zuzubereiten, gibt man die Pflanzen in den Topf und gießt soviel Wasser dazu, daß sie vollkommen bedeckt sind, und dann noch einmal ein Drittel bis die Hälfte dieser Menge. Das Ganze wird solange leise gekocht, bis nur etwa noch ein Drittel der Flüssigkeit übrig ist. Dann gießt man sie ab. Man gibt noch einmal eine kleinere Menge Wasser zu dem Pflanzenmaterial und kocht dieses auf ein Drittel bis ein Viertel seines Volumens ein. Diese zweite Abkochung wird abgegossen und zur ersten gegeben. Abkochungen werden hergestellt, um die wirksamen Inhaltsstoffe der Pflanzen zu extrahieren; darüber hinaus büßen giftige Pflanzen so einen Teil ihrer Giftstoffe ein und sind deshalb weniger schädlich. Die anfängliche Wassermenge ist bei der Zubereitung einer Abkochung nicht ausschlaggebend, solange das Pflanzenmaterial bedeckt ist. Wichtig ist jedoch die Menge der verwendeten Pflanzen.

Antibiotikum Mittel, das die Entwicklung von Mikroorganismen hemmt beziehungsweise sie abtötet.

Antiseptikum Keimtötendes Mittel, besonders zur Wundheilung.

Aphrodisiakum Mittel zur Anregung des Geschlechtstriebs.

Auszug Konzentrierte (wäßrige oder alkoholische) Lösung der wesentlichen Inhaltsstoffe einer Pflanze.

Demulzens Reizlinderndes Mittel.

Diaphoretikum Schweißtreibendes Mittel.

Diuretikum Harntreibendes Mittel.

Expektorans Schleimlösendes Mittel.

Karminativum Mittel gegen Blähungen.

Relaxans Mittel, das eine Erschlaffung, insbesondere der Muskeln, bewirkt.

Rubefaziens Hautrötendes Mittel.

Sedativum Beruhigungsmittel, schmerzstillendes Mittel

Stimulans Anregendes, reizendes Mittel.

Stomachikum Mittel zur Förderung von Appetit und Verdauung.

Tonikum Kräftigungsmittel, Stärkungsmittel.

Abkürzungen im Text:

cm	Zentimeter	ml	Milliliter
g	Gramm	ppm	(= parts per million)
kg	Kilogramm		Pro Tausend
l	Liter	Syn.	Synonym
m	Meter		(gleichbedeutend)
mg	Milligramm		

Chinesische Heilkräuter und Pflanzen

Aloe
(Echte Aloe)

芦荟

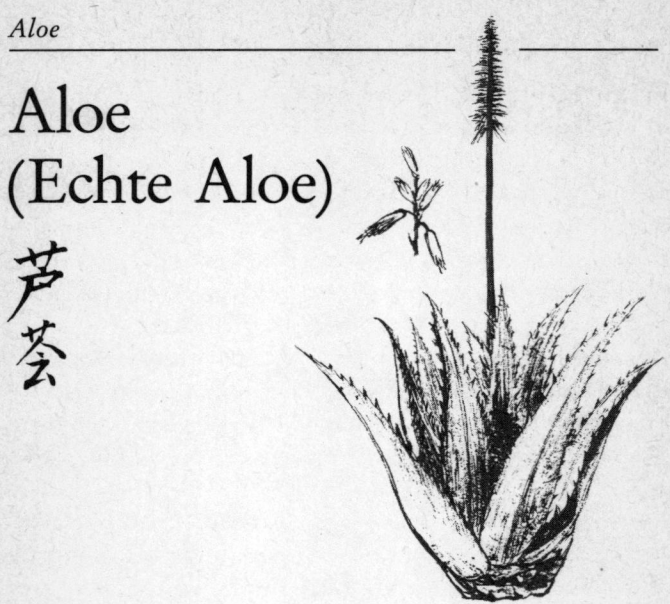

Allgemeines: Die Echte Aloe, die man in China *luhui* nennt, ist in den letzten Jahren auch bei uns im Westen ein vertrauter Anblick geworden. Sie gehört zur Familie der Liliengewächse, und man bekommt sie heute in vielen Blumenläden und Gartencentern. Je nachdem, ob die Aloe im Haus oder im Freien wächst, hat sie ein unterschiedliches Aussehen. Da sie keinen Frost verträgt, kann sie nur in wärmeren Gegenden im Freien wachsen, wie etwa in den Südstaaten der USA oder in der Karibik. Die Echte Aloe ist eine ausdauernde, sukkulente Pflanze. Im Jugendstadium ist sie beinahe stammlos, später bildet sie jedoch einen kurzen Stamm aus. Im Freien erreicht sie nach drei bis fünf Jahren 60 bis 100 cm Höhe. Ein typisches Altersblatt ist in diesem Stadium 45 bis 60 cm lang, an der Basis 8 bis 10 cm breit und 1,5 bis 2,5 cm dick. Der

Blütenstiel der Pflanze wird vom Boden aus gemessen 1,20 m hoch. Eine ausgewachsene Aloe entwickelt an der Basis außerdem zahlreiche Ableger (sogenannte Kindel), die meist etwa 10 bis 15 cm groß sind. Sie werden zum Anpflanzen neuer Felder verwendet oder eingetopft und als Zimmerpflanzen verkauft. Im Haus gezogen wird eine Aloe kaum halb so groß wie ihre Gegenstücke im Freiland, und sie kommt auch fast nie zur Blüte. Häufig erreichen Zimmerpflanzen nur 15 bis 20 cm Höhe. Ihre größeren Blätter sind 15 bis 25 cm lang und an der Basis 2 bis 3,5 cm breit. Bei Zimmerpflanzen sind die Blätter fast alle weißgetupft, bei Freilandpflanzen haben dagegen nur die jungen Blätter Tupfer.

Zur Zeit sind zwei Produkte im Handel (Aloedroge und Aloegel), die aus den Blättern der Aloe vera stammen. Aloedroge wird aus dem bitteren Saft gewonnen, der aus eingeschnittenen Blattbasen austritt. Er ist in Zellen enthalten, die direkt unter der dicken Haut (Epidermis) des Aloeblattes sitzen. Aloegel gewinnt man aus dem schleimigen Gel, das im Mittelteil des Blattes unter den Zellen, die den gelben Saft produzieren, vorkommt.

Bei Aloedroge und Aloegel handelt es sich um zwei vollkommen verschiedene Produkte, die nicht miteinander verwechselt werden sollten.

Aloedroge wird hauptsächlich in Südafrika und den karibischen Ländern hergestellt. Neben *Aloe vera,* die auch als *Aloe barbadensis* bekannt ist, benutzt man dafür auch andere Aloearten. In China wird beispielsweise die heimische Sorte *Aloe barbadensis var. chinensis* verwendet. Zur Herstellung der Droge schneidet man die Blätter an der Basis ein, läßt den bitteren gelben Saft in ein Kupfergefäß oder einen anderen geeigneten Behälter laufen und dampft

ihn ein. Die Rohdroge ist eine rötlichbraune bis dunkel-
braune Masse und ein bekanntes Abführmittel, das als
Wirkstoffe Anthraglykoside enthält. Sie wird in den
Pharmakopöen Großbritanniens, Deutschlands, Frank-
reichs, der Schweiz, den Vereinigten Staaten und der
Volksrepublik China als Abführmittel geführt, in den
USA ist sie jedoch nur für die äußerliche Anwendung anerkannt. Aloedroge findet sich in vielen rezeptfreien Abführmitteln, die man in den Vereinigten Staaten und Europa bekommt, und sie wird auch in Schlankheitsmitteln
und Kosmetika verwendet. Kosmetikprodukte, für die
Aloedroge verwendet wurde, werden oft so vermarktet,
als enthielten sie Aloegel, und der Verbraucher kann häufig anhand des Etiketts nicht feststellen, welche Inhaltsstoffe tatsächlich darin sind.

Aloegel, das meist einfach als ›Aloe vera‹ bezeichnet wird,
kommt hauptsächlich aus den USA, wo 1982 Umsätze von
über einer Milliarde Dollar erzielt wurden. Von manchen
Firmen wird es als Allheilmittel angepriesen, und eine
Werbebroschüre empfiehlt die Aloe für 88 verschiedene
Krankheiten. Das frische Gel der Aloe ist dafür bekannt,
daß man mit ihm kleinere Verbrennungen der Haut, Sonnenbrand sowie kleinere Wunden und Hautreizungen behandeln kann, obwohl man nicht weiß, warum es wirkt.
Es verleiht der Haut außerdem Feuchtigkeit und Zartheit
und fördert die Wundheilung, ohne daß Narben zurückbleiben. Aus diesem Grund wird die Aloe in der amerikanischen Volksmedizin auch als »Brandwunden-«, »Er-
ste-Hilfe-« und »Medizinpflanze« bezeichnet. In der
westlichen Volksmedizin verwendet man sie ferner zur
Behandlung von Tinea, Schanker, Furunkeln, Ekzemen,
Hämorrhoiden, chronischer Bindehautentzündung,

Kahlheit, Tumoren, Erkältungen, Ruhr, Nierenschmerzen, Husten und Insektenstichen.

Aloe kann innerlich und äußerlich angewendet werden. Wegen des gigantischen Wachstums der Industrie während der letzten Jahre und der großen Zahl von Firmen, die mit der geheimnisumwitterten Aloe Geld machen wollen, enthält in den Vereinigten Staaten eine große Zahl von Nahrungsmitteln, Medikamenten und Kosmetikprodukten als Hauptbestandteil angeblich Aloe. Und obwohl viele Firmen und Werbungen behaupten, ihre Aloeprodukte seien rein und wirksam (manche berufen sich auf sogenannte patentierte Herstellungsverfahren und geheime Firmenrezepte), sind diese Behauptungen weder durch unabhängige wissenschaftliche Untersuchungen noch durch langen Gebrauch empirisch zu belegen. Darüber hinaus gibt es bis heute kein wissenschaftliches Analyseverfahren, mit dem man feststellen könnte, ob ein Produkt reine Aloe, überhaupt keine Aloe oder Streckmittel enthält. Und es gibt keine Möglichkeit zu prüfen, ob ein Produkt, wie oft behauptet wird, »gereinigt«, »rein«, oder »natürlich« ist. Wer wirklich sicher sein will, daß er reines Gel bekommt, der muß ein frisches Blatt benutzen. Bei so viel Freiraum und so wenigen Beschränkungen in der Herstellung kann man sich leicht vorstellen, wie der Umsatz der Industrie von weniger als 100 Millionen Dollar im Jahre 1976 auf eine Milliarde 1982 steigen konnte.

Aber selbst wenn der Reklamerummel und die Behauptungen über die Wunderwirkung der Aloe übertrieben sind, so liegen ihnen doch medizinische und kosmetische Eigenschaften der Aloepflanze zugrunde, die man seit langem kennt.

Traditioneller Gebrauch: In der Volksmedizin des Westens wird die Aloe barbadensis seit mehreren tausend Jahren verwendet. So scheinen die alten Griechen und Ägypter beispielsweise in erster Linie die Aloedroge benutzt zu haben, wenngleich Kleopatra ihre Schönheit angeblich mit dem Gel gepflegt haben soll.

Der erste schriftliche Beleg vom Gebrauch der Aloe in der chinesischen Medizin geht auf die Anfänge der Tang-Dynastie zu Beginn des 7. Jahrhunderts zurück, doch vermutlich verwendete man sie schon sehr viel früher. Folgt man den Heilpflanzenbüchern, so hat die Aloe einen bitteren Geschmack und eine kalte Natur (sie kann Fieber oder Hitze mindern), fördert einen natürlichen Stuhlgang und tötet Parasiten. Von jeher verwendet man sie gegen Verstopfung, Periodenausfall, Kinderkrämpfe, Würmer, Tinea und Stinknase (Erkrankung der Nasenschleimhäute). Aloe wird hauptsächlich in Form von Tabletten oder Pulver eingenommen. Bei der Behandlung von Tinea trägt man das Pulver direkt auf die erkrankten Stellen auf.

Obwohl die Wirkung der Aloe recht stark ist, wird sie in der chinesischen Medizin allgemein als ungiftig betrachtet. Es gibt tatsächlich ein beliebtes traditionelles Mittel gegen Verstopfung, das *gengyiwan* (›Toilettenpillen‹) heißt und aus dem frühen 19. Jahrhundert stammt, welches aus 41 % Aloe, 30 % Zinnober und 29 % Stärke besteht, obwohl Zinnober, der häufig in der chinesischen Medizin Verwendung findet und in erster Linie Quecksilber enthält, seinerseits als giftig eingestuft wird. Dennoch sind Mittel wie dieses immer noch im Gebrauch und offensichtlich verhältnismäßig ungefährlich, denn sonst wären sie sicher längst aus dem Verkehr gezogen worden.

Verglichen mit der Aloedroge ist die Verwendung des Aloegels in China noch nicht alt (etwa zwei bis drei Jahrhunderte). Man benutzt sowohl *Aloe barbadensis* als auch ihre chinesische Abart *Aloe barbadensis var. chinensis,* letztere ist aber gebräuchlicher. Beide werden in Südchina kultiviert. Das frische Gel dient in erster Linie zur Behandlung von Verbrennungen, wunden Stellen, Abszessen, Hämaturie (Blutharnen), Bluthusten, Keuchhusten, Narbenverwachsungen und Leukorrhoe (weißlicher Ausfluß). Meist benutzt man jedoch nicht das reine Gel, sondern zerstampft das ganze frische Blatt oder preßt Gel und Saft aus dem Blatt heraus. Auf diese Weise bekommt man eine Arznei, die nicht nur das Gel, sondern auch die Aloedroge enthält. Wegen der abführenden Eigenschaften der Droge wird das frische Blatt auch bei Verstopfung verwendet.

Heutiger Gebrauch: In den meisten westlichen Pharmakopöen ist die Aloedroge offiziell nur als Mittel gegen Verstopfung aufgeführt, in der Pharmakopöe der Volksrepublik China findet sie sich dagegen auch für die Behandlung von Würmern, Verstopfung und Tinea. Aber sowohl die chinesische als auch westliche Pharmakopöen warnen Schwangere vor der Einnahme der Aloedroge, da sie zu Fehlgeburten führen kann.

Das frische Aloeblatt wird auch vorbeugend gegen Verbrennungen durch Strahlen eingesetzt. Vom Institut für Nuklearmedizin der Chinesischen Akademie für Medizinische Wissenschaften wurde 1971 dazu folgendes Mittel veröffentlicht: Man mischt 30 ml frischen Preßsaft mit 20 g Gummiarabikum und 0,5 ml Eukalyptusöl als Konservierungsmittel und füllt diese Mixtur mit Rhizinusöl auf 100

ml auf. Die entstandene Emulsion trägt man auf die Hautflächen auf, die bestrahlt werden sollen, und läßt sie
trocknen.

Während der letzten fünf Jahre sind zahlreiche wissenschaftliche Untersuchungen über die Wirksamkeit von
Aloegel bei der Behandlung von Strahlen- und echten
Verbrennungen, Wunden, rissiger und trockener Haut,
Magengeschwüren, Beingeschwüren und Hautkrankheiten veröffentlicht worden. Obwohl daraus keine endgültigen Schlüsse gezogen werden können, erhärten sie doch
die Richtigkeit einiger traditioneller Verwendungsweisen
des Aloegels.

Hausmittel: Viele Arzneien, die Aloe enthalten, sind
recht kompliziert und erfordern auch zahlreiche andere
Kräuter. Hier soll jedoch ein einfaches Mittel gegen *Verstopfung* folgen: Man kocht 15 g des frischen Blattes solange in zwei Tassen Wasser, bis die Flüssigkeit auf ein
Viertel eingekocht ist. Dann wird sie abgeseiht oder vorsichtig abgegossen und vor dem Schlafengehen getrunken.

Bezugsquellen: Wie bereits erwähnt, bekommt man die
Aloe barbadensis in Blumengeschäften, Gartencentern
und Supermärkten vieler Städte. Aloepulver gibt es in der
Apotheke.

Banane

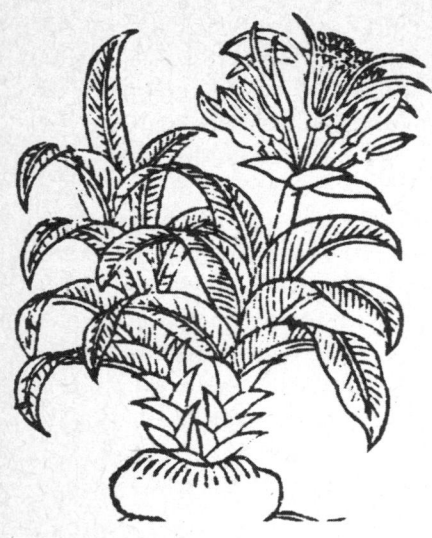

香蕉

Allgemeines: Obstbananen sind die Früchte von *Musa paradisiaca var. sapientum* aus der Familie der Bananengewächse. Es handelt sich hier um eine ausdauernde Pflanze, die im tropischen Asien heimisch ist, und obwohl sie 3 bis 9 Meter Höhe erreicht, ist sie botanisch gesehen keine Holzpflanze, sondern eine krautige Staude. Ihr Stamm ist im eigentlichen Sinne des Wortes auch kein Stamm, denn er besteht aus den übereinandergeschichteten Blattscheiden. Die Blattspreiten sind 1,5 bis 3 m lang und 40 bis 60 cm breit. Heute werden Obstbananen in den meisten tropischen Regionen der Welt angebaut, beispielsweise in Südchina, Taiwan, auf den Philippinen, in Indonesien, Thailand, der Elfenbeinküste, Kamerun und Somalia sowie in tropischen amerikanischen Ländern wie Costa Rica, Honduras, Brasilien, Columbien und Ecuador.

Es gibt viele verschiedene Obstbananen, die – obgleich sie ähnlich schmecken –, abhängig von Sorte und Herkunftsland kleine Unterschiede aufweisen. Heute zählen sie im Osten wie im Westen zu den beliebtesten Nahrungsmitteln. Meist ißt man sie – nach Entfernen der Schale – roh, mitunter aber auch getrocknet oder gekocht.

Die Mehlbanane, eine nahe Verwandte der Obstbanane, ist die Frucht von *Musa paradisiaca*. Man nennt sie auch Kochbanane, und sie wird in Lateinamerika und China recht gern gegessen, in Teilen Ostafrikas gehört sie sogar zu den Grundnahrungsmitteln. Lateinamerikaner – etwa Columbianer – essen Mehlbananen meist gekocht, die Chinesen essen sie dagegen im allgemeinen roh. Mehlbananen haben einen anderen Geschmack als Obstbananen, sie duften nicht so stark und sind schleimiger beziehungsweise klebriger.

Im Chinesischen heißen die Obstbananen *xiangjiao*, was ›duftende Banane‹ bedeutet, und die Mehlbananen *dajiao*, ›große Banane‹. (Groß bezieht sich vermutlich auf den meist größeren Durchmesser.) Mehlbananen sind kalorienreicher als Obstbananen. Nach Zahlen, die kürzlich vom amerikanischen Landwirtschaftsministerium veröffentlicht wurden, enthalten rohe Mehlbananen etwa 31 % Kohlenhydrate, rohe Obstbananen dagegen nur etwa 22 %. Beide enthalten etwa 1 % Eiweiß sowie circa 0,38 % Kalium, und damit liegt der Kaliumgehalt nicht entscheidend höher als bei anderen Früchten, obwohl oft behauptet wird, Obstbananen seien gute Kaliumspender. Avocados, zahlreiche Bohnenarten (etwa Sojabohne und Limabohne), Erdnüsse, Mandeln, Walnüsse und andere Nüsse haben sehr viel mehr Kalium. Jeder handelsübliche Orangensaft enthält über die Hälfte des Kaliums (etwa 0,2 %)

einer Obstbanane. Wer also zwei Gläser Orangensaft trinkt, nimmt ebensoviel Kalium zu sich, als würde er zwei bis drei Bananen essen. Möglicherweise also wird die Banane aus anderen Gründen von westlichen Ärzten gern empfohlen.

Wirkung: Mehl- und Obstbananen enthalten zwei menschliche Hormone – Noradrenalin und Serotonin – und wirken bakterizid. Im Westen werden Bananen im allgemeinen als Neutralisationsmittel betrachtet. Man verwendet sie sowohl gegen Durchfall als auch gegen Verstopfung, und mitunter werden sie auch von Kinderärzten bei diesen Beschwerden empfohlen. Für Kinder soll die Obstbanane als Nahrungsmittel ohnehin besonders gut geeignet sein.

Traditioneller Gebrauch: Obgleich in der chinesischen Medizin sowohl Obst- als auch Mehlbananen Verwendung finden, wird die Mehlbanane allgemein als die ursprüngliche Arznei angesehen. Die Obstbanane fand erst später Eingang. Die Mehlbanane wird erstmals im 7. Jahrhundert schriftlich erwähnt. Sie wird als angenehm und süß schmeckend beschrieben und soll von kalter Natur sein. Sie bringt den Darm in Gang, senkt Fieber und entgiftet den Körper. Nach der Volksmedizin Guangdongs, einer von Chinas südlichen Provinzen, wo die Mehlbanane heimisch ist, gibt es zwischen Obst- und Mehlbananen in ihren therapeutischen und möglicherweise schädlichen Eigenschaften einige Unterschiede. Die Kantonesen betrachten die rohe Mehlbanane als ungefährlich und glauben, daß selbst kranke und schwache Personen sie über einen längeren Zeitraum zu sich nehmen können. Bei rohen Obstbananen wird dagegen von längerem Verzehr abgeraten, insbesondere schwachen Personen oder Kranken, die unter Asthma und anderen Lungenerkrankungen leiden.

Am häufigsten verwendet man Mehl- und Obstbananen für die Behandlung von Verstopfung, Durchfall und durch Hämorrhoiden bedingten Blutungen.

Die sonnengetrocknete Schale von Mehl- und Obstbananen (im Chinesischen *dajiaopi*) findet in der Volksmedizin Kantons ebenfalls Verwendung. Als Abkochung eingenommen behandelt man damit Ruhr und durch Cholera bedingte Bauchschmerzen. Äußerlich angewendet kann die Abkochung zur Behandlung von Hautjucken benutzt werden, das durch Flohbisse oder Insektenstiche verursacht wird.

Der medizinische Gebrauch des Wurzelstocks der Mehlbanane *(ganjiaogen)* ist früher belegt als der der Mehlbanane selbst und geht auf das 6. Jahrhundert zurück. Er soll angenehm oder süß schmecken, aber adstringierend wirken und sich kalt verhalten. Man preßt die Wurzeln aus und nimmt den Saft entweder ein oder wendet ihn äußerlich zur Behandlung von Hautabszessen und wunden Stellen an.

Heutiger Gebrauch: 1970 und 1972 wurde in zwei südchinesischen Gesundheitsjournalen über den klinischen Gebrauch frischen Wurzelsaftes der Mehlbanane zur Behandlung von Enzephalitis B (Hirnhautentzündung) berichtet. Von 117 Patienten, die täglich 1000 bis 1500 ml einnahmen, wurden 110 gesund, einer zeigte auch nach der Behandlung noch Krankheitssymptome und sechs starben. In den meisten Fällen normalisierte sich die Körpertemperatur der Patienten innerhalb von drei bis vier Tagen nach Behandlungsbeginn. Enzephalitis B ist eine Viruserkrankung, und anscheinend wirkt der Wurzelstock der Mehlbanane Viren entgegen.

Hausmittel: Zur Behandlung von *Hämorrhoiden* und durch sie bedingte Blutungen findet sich in einem bekannten Arzneipflanzenbuch aus Südchina folgendes Rezept: Man dämpft zwei ungeschälte Obst- oder Mehlbananen und ißt sie (mit Schale).

Bezugsquellen: Obstbananen sind in allen Lebensmittelgeschäften und Supermärkten erhältlich. Mehlbananen sind seltener erhältlich, decken sich aber in ihrer Wirkung mit Obstbananen.

Basilikum

罗
勒

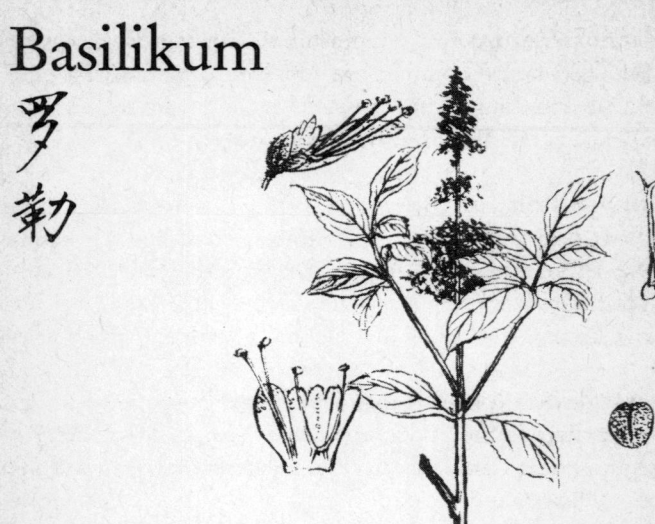

Allgemeines: Basilikum ist ein bekanntes Küchenkraut, das auf der ganzen Welt verwendet wird. Die Chinesen nennen es *luole*, botanisch heißt es *Ocinum basilicum*, und es gehört zur Familie der Lippenblütler. Basilikum ist ein duftendes einjähriges Kraut von etwa 70 cm Höhe. Es gibt viele verschiedene Sorten, die sich in der chemischen Zusammensetzung und im Geschmack unterscheiden. Basilikum stammt aus Afrika und dem tropischen Asien und wird heute auf der ganzen Welt kultiviert.

Als Gewürz dienen die Blätter und Blütenstände des Basilikums. Sie werden auch für den Chartreuselikör verwendet. In der westlichen Volksmedizin wird der gesamte oberirdische Teil der Pflanze benutzt, in der chinesischen Medizin nimmt man außerdem auch einzelne Teile wie Wurzeln oder Früchte (Samen).

Normalerweise wird das Basilikum im Herbst geerntet. Nach der Reinigung von Schmutz und Erde schneidet man es in kurze Stücke und trocknet es in der Sonne oder im Schatten. Die Basilikumsamen werden ebenfalls um diese Zeit gesammelt und in der Sonne getrocknet. Um sie zu säubern, siebt man sie, denn wenn man sie in Wasser wäscht, kleben sie beim Trocknen zusammen.

Basilikum enthält kleine Mengen ätherisches Öl, das sich aus zahlreichen Aroma- und Duftstoffen zusammensetzt, wie Linalool, Estragol, Eugenol, Borneol, Ocimen und Geraniol. Die relativen Anteile dieser chemischen Substanzen sind je nach Basilikumsorte recht unterschiedlich. Nach den Angaben des amerikanischen Landwirtschaftsministeriums enthält Basilikum außerdem 14 % Eiweiß, 61 % Kohlehydrate, 4 % Fett, Mineralstoffe (insbesondere 3,4 % Kalium und 2,1 % Kalzium) und Vitamine (vor allem A und C).

Basilikumsamen enthalten 17 % Fett (Öl), 16 % Eiweiß, 28 % Rohfaser und 23 % Kohlehydrate, einschließlich verschiedener einfacher Zucker wie Glukose, Mannose und Arabinose. Das Öl besteht im wesentlichen aus Linolsäure (56 %) und Linoleinsäure (19 %), beides sind ungesättigte Fettsäuren. Auch Ölsäure ist in beträchtlichen Mengen vorhanden (15 %).

In der westlichen Volksmedizin wird Basilikum als Krampfmittel, Karminativum und Stomachikum zur Behandlung von Magen-Darmbeschwerden (z. B. Magenkrämpfen, Erbrechen, Verstopfung und Enteritis) verwendet. Ferner benutzt man es bei Keuchhusten, Schnupfen, Kopfschmerzen und Warzen.

Traditioneller Gebrauch: Basilikum wird seit vielen Jahrhunderten in der chinesischen Medizin verwendet und ist erstmals in einem Pflanzenbuch des 6. Jahrhunderts erwähnt. Seitdem wurde es in allen wichtigen Werken beschrieben, einschließlich Li Shizhens *Bencao gangmu*.

Basilikum wird als scharf, wärmend (kräftigend) und ungiftig bis leicht giftig eingestuft. Es soll den Blutkreislauf und die Verdauung unterstützen sowie den Körper von Krankheitszuständen befreien, die in der chinesischen Medizin als toxisch betrachtet werden, beispielsweise Entzündungen, Schwellungen und wunde Stellen.

Ferner werden folgende Beschwerden mit Basilikum behandelt: durch Erkältung bedingte Kopfschmerzen, Magenschmerzen, Verdauungsbeschwerden, Durchfall, unregelmäßige Periode, wunde Haut, juckendes Nesselfieber, traumatische Verletzungen, Schlangenbisse und Insektenstiche. Bei oraler Anwendung werden pro Tag 6 bis 12 g in Wasser gekocht, bei äußerlicher Anwendung trägt man zerriebenes frisches Kraut direkt auf oder macht eine Abkochung und tupft damit die betroffenen Stellen ab. Man kann auch pulverisiertes verbranntes Basilikum (Asche) auftragen.

In der traditionellen chinesischen Medizin benutzt man Basilikumsamen hauptsächlich zur Behandlung von blutunterlaufenen, stark tränenden Augen, Hornhauttrübung, Entropium (Einwärtskehrung des Lids) und anderen Erkrankungen der Augen oder bei Zahnfacherkrankungen (z. B. Parodontitis). Bei innerlicher Anwendung beträgt die Tagesgabe 2,5 bis 5 g. Sie wird als Abkochung eingenommen.

Hausmittel: In den klassischen Arzneipflanzenbüchern sind verschiedene Mittel aufgeführt, die Kraut oder Samen verwenden, meist handelt es sich jedoch um komplizierte Rezepte.

Aus dem 8. Jahrhundert stammt ein einfacheres *Husten*mittelrezept, bei dem man aus 60 g frischem Basilikum, 125 g frischem Ingwer, 3 g weißem Pfeffer, 125 g Mehl und etwas Salz ein Brot bereitet. Es wird auf nüchternen Magen gegessen.

Zur Behandlung von *Hornhauttrübung* werden sieben Basilikumsamen langsam in Wasser gekocht. Man trinkt die Abkochung vor dem Schlafengehen. Sie soll bei langfristiger Anwendung wirken.

Bezugsquellen: Frisches Basilikum bekommt man während des Sommers in Gemüsegeschäften oder auf dem Markt, getrocknetes Kraut gerebelt in Lebensmittelgeschäften und Supermärkten. Für Samen zieht man das Basilikum am besten im Garten oder auf der Fensterbank selber.

Brunnenkresse

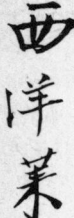

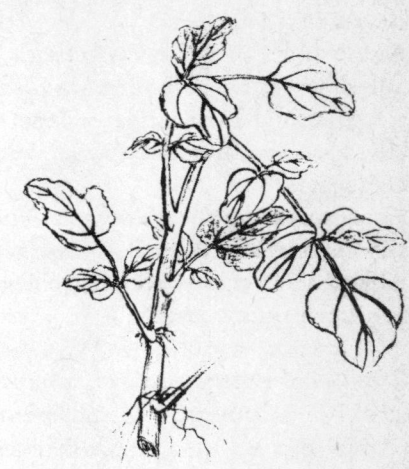

Allgemeines: Die Brunnenkresse ist in Europa heimisch,
wird heute aber in vielen Teilen der Welt angebaut, so auch
in Amerika und Asien. Sie ist eine ausdauernde Kriech-
oder Schwimmpflanze, die botanisch als *Nasturtium officinale* bezeichnet wird und zur Familie der Kreuzblütler
gehört. *Nasi tortium* ist lateinisch und bedeutet frei übersetzt etwa ›Nasenverdreher‹, was sich auf die Schärfe frischer Brunnenkresse bezieht. In China kennt man die
Brunnenkresse noch nicht sehr lange, und hier heißt sie
xiyangcai oder ›amerikanisches Gemüse‹. Die hohlen,
verzweigten Stengel werden 30 bis 60 cm hoch, die Blätter
ragen über die Wasserfläche hinaus. Die Brunnenkresse
wächst gern in kühlem, fließendem Wasser, und man findet sie in Flüssen und Gräben. Ich habe sie häufig in den

kalifornischen Sierras entdeckt, einmal sogar in einem kleinen Bach auf halber Höhe des Grand Canyon.

Im Westen betrachtet man die Brunnenkresse als guten Vitamin-C-Spender. Frische Brunnenkresse enthält etwa doppelt soviel Vitamin C wie frische Orangen oder Kopfkohl. Der Vitamin-C-Gehalt liegt jedoch nicht höher als bei Brokkoli, Blumenkohl, Gemüsepaprika und vielen anderen Gemüsen. Und um genügend Vitamin C zu sich zu nehmen, müßte man mehr rohe Brunnenkresse essen, als allgemein empfohlen wird. Aber die meisten Leute werden ohnehin nicht viel davon essen wollen, denn sie ist sehr scharf und reizt Mund und Rachen. Gekochte Brunnenkresse liefert kein Vitamin C mehr, da dieses beim Kochen zerstört wird.

Rohe Brunnenkresse enthält außerdem andere Vitamine (etwa Vitamin A) und Mineralstoffe (wie Eisen, Kalium und Phosphor), die man auch in anderen Grüngemüsen findet, keine dieser Substanzen kommt jedoch in ungewöhnlich hohen Konzentrationen vor. Darüber hinaus besteht Brunnenkresse aus 93 % Wasser, 3 % Kohlehydraten und 0,3 % Fett.

Ferner findet sich in Brunnenkresse ein Glykosid (eine zuckerhaltige chemische Verbindung), das sich in Wasser spaltet. Auf diese Weise entstehen Zucker und eine stark riechende Substanz, deren Wirkung dem Senföl sehr ähnlich ist.

Brunnenkresse hat roh einen scharfen Geschmack, ist gekocht aber recht mild. Im Westen ißt man sie viel in Salaten, die Chinesen kochen sie jedoch meist.

Im Westen wird Brunnenkresse seit Jahrhunderten zur Behandlung verschiedener Krankheiten verwendet. Heute benutzt man sie in der westlichen Volksmedizin – innerlich angewendet – zur Behandlung von Gicht, Verdauungsstörungen, Husten, Tuberkulose, Anämie und Entzündungen der oberen Atemwege. Äußerlich angewendet behandelt man Hautflecken und Sommersprossen. In der westlichen Volksmedizin nimmt man stets frische Brunnenkresse.

Wirkung: Der frische Saft der Brunnenkresse kann bei empfindlichen Menschen Bläschen und Kontaktdermatitis verursachen sowie Haut und Schleimhäute reizen. Beim Kochen wird der dafür verantwortliche Stoff jedoch zerstört.

Traditioneller Gebrauch: Brunnenkresse ist in der chinesischen Medizin ein echter Neuzugang. Vermutlich kam sie erst Mitte oder Ende des 19. Jahrhunderts aus Amerika nach China.

Als man in Kalifornien die Eisenbahn baute, wurde ein Großteil der Arbeit von chinesischen Tagelöhnern verrichtet, von denen die meisten aus Dörfern in Guangdong in Südchina stammten, wo auch die Familie meiner Mutter seit Generationen lebt. Damals nannte man San Franzisco (und manche der Alten tun es heute noch) *gumsan*, was im Kantonesischen »goldener Berg« bedeutet. Viele junge Chinesen lockte es damals in das ferne San Franzisco, weil sie hofften, dort ihr Glück machen zu können. Kaum in San Franzisco angekommen, wurden sie zur Arbeit an der Eisenbahn abtransportiert, und aufgrund der miserablen Arbeitsbedingungen starben viele an Schwindsucht oder anderen Krankheiten. Von denen, die wieder heimkehrten, brachten einige eine neue Pflanze mit zurück. Die Legende erzählt, manche der Arbeiter hätten die

Brunnenkresse entlang der Flüsse in der kalifornischen Sierra gefunden und festgestellt, daß sie gegen Schwindsucht half. Und so begannen sie sie zu sammeln und zu essen. Nachdem sie die Qualen der Arbeit überstanden und jeden hartverdienten Cent zusammengekratzt hatten, kehrten sie nach Hause zurück und nahmen Samen dieser angeblichen Wunderpflanze mit.

Brunnenkresse wird mittlerweile seit etwa hundert Jahren in der chinesischen Medizin benutzt. In Südchina, Hongkong und anderen Gegenden Südostasiens, in denen Kantonesen leben, ist sie sehr beliebt und überall erhältlich. Sie soll Hitze vertreiben und entgiften. Man verwendet sie hauptsächlich zur Behandlung von Tuberkulose, trockenem Husten und für Krankheitszustände, die die Kantonesen als ›heiß‹ bezeichnen, wie Aphthen an Zunge oder Lippen, Bläschen im Mund, geschwollenem Zahnfleisch, blutunterlaufenen Augen und Schmerzen beim Wasserlassen. Ferner benutzt man sie bei inneren Blutungen. In der chinesischen Medizin wird Brunnenkresse fast immer gekocht. Man verwendet sie frisch oder getrocknet.

Hausmittel: Man ißt die Brunnenkresse zwar hauptsächlich als Gemüse in Suppen oder anderen Gerichten, oft benutzt man sie aber auch zu Heilzwecken.

Zur Behandlung von *Aphthen* oder *Bläschen im Mund* kocht man eine Suppe aus Brunnenkresse und Möhren. Es werden hier keine besonderen Mengenangaben gemacht, aber gewöhnlich nimmt man pro Person jeweils circa 250 g und etwa 2 l Wasser. Die Flüssigkeit wird langsam auf ein Drittel oder ein Viertel eingekocht. Am besten gibt man auch noch einige Sennesblätter hinzu. Sennesblätter gelten sowohl in der westlichen als auch in der chinesischen Medizin als abführend. Ihre Wirkstoffe, die sogenannten Sennoside, werden in westlichen Ländern in vielen Abführmitteln verwendet.

Zur Behandlung von *trockenem Hals, trockenem Husten* oder *starker Verschleimung* empfiehlt ein beliebtes Hausmittel aus Kanton, zu den täglichen Mahlzeiten eine Suppe aus Brunnenkresse und Schweinefleisch zu bereiten.

Bezugsquellen: Brunnenkresse ist in Lebensmittelgeschäften und Supermärkten erhältlich.

Chrysantheme

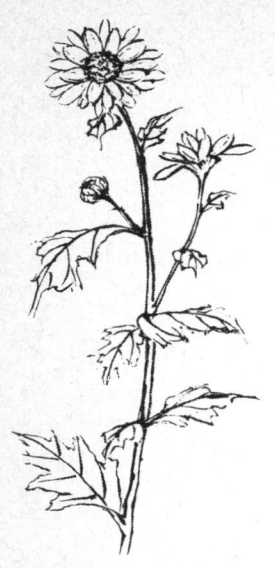

菊
花

Allgemeines: In der chinesischen Medizin werden sowohl wilde als auch gezüchtete Chrysanthemen verwendet.

Die wilde Chrysantheme *(yeju)* wächst in China – wie der Name schon sagt – wild, und die Blüten werden auf Wiesen, in Wäldern, auf Bergen und an Straßenrändern gesammelt. Ihr botanischer Name ist *Chrysanthemum indicum,* und sie gehört zur Familie der Korbblütler. Obwohl sie für die gleichen Zwecke benutzt wird wie die Zuchtformen, findet sie viel seltener Verwendung.

Der Ursprung der Zuchtchrysantheme ist unklar. Die Fachleute sind sich uneins darüber, ob sie von der wilden Chrysantheme oder von *Chrysanthemum morifolium* abstammt (sie ist auch in Asien heimisch). Die Chrysantheme ist ausdauernd, wird 0,50 bis 1,40 m hoch und kommt in zahlreichen Sorten vor. Für den medizinischen Gebrauch sammelt man im Spätherbst die vollgeöffneten Blüten. Sie werden in der Sonne, im Schatten oder im Ofen getrocknet. Die Trocknung ist sehr mühsam und zeitraubend. Wird sie im Schatten durchgeführt, dauert sie mehrere Wochen. Die getrockneten Chrysanthemenblüten heißen im Chinesischen *juhua*. Sie haben einen Durchmesser von 1 bis 2 cm und sind schmutzigweiß oder gelblich.

Wirkung: Im Westen gibt es außer begrenzten chemischen Analysen praktisch keine wissenschaftlichen Untersuchungen über Chrysanthemenblüten, doch in China ist diese Arzneipflanze für die Behandlung von Entzündungen (etwa Bindehautentzündung), hohem Blutdruck und Hautkrankheiten seit Jahrtausenden wohlbekannt. Während der letzten Jahrzehnte wurde in chinesischen und japanischen Wissenschaftsjournalen – darunter regionale Fachzeitschriften für Mikrobiologie, Medizin und Pharmazie – über viele der medizinischen Eigenschaften der Chrysanthemenblüten und insbesondere über ihre Wirkung gegen Bakterien und Viren berichtet.
Manche Menschen reagieren auf die Blüten und Blätter der Chrysanthemen allergisch und bekommen bei Berührung Dermatitis. Sie sollten sich von Chrysanthemen und verwandten Pflanzen fernhalten.

Traditioneller Gebrauch: Chrysanthemenblüten werden seit Jahrtausenden in der chinesischen Medizin verwendet. Bei Shennong werden sie in der Kategorie der ungiftigen Pflanzen geführt. Sie haben einen angenehmen, aber bitteren Geschmack, und man schreibt ihnen kühlende Eigenschaften zu. Sie sollen die Sehkraft verbessern, Fieber senken, Krankheitserreger abwehren (z. B. Mikroben) und den Körper entgiften. Am häufigsten werden Chrysanthemenblüten in der traditionellen Medizin zur Behandlung von Kopfschmerzen, Schwindel, geröteten Augen, übermäßigem Tränen, Furunkeln, wunden Stellen und Abszessen verwendet.

Heutiger Gebrauch: Wie ich bereits sagte, gibt es in China und Japan eine Reihe relativ neuer Untersuchungen über die medizinische Wirkung von Chrysanthemenblüten. So berichtete 1972 beispielsweise eine nationale Zeitschrift für Pharmazie in China über den klinischen Gebrauch von Chrysanthementee zur Behandlung von hohem Blutdruck und Begleiterscheinungen wie Kopfschmerzen, Schwindel und Schlaflosigkeit. Man stellte aus jeweils 25 bis 30 g Chrysanthemenblüten und Geißblatt eine Mischung her und teilte sie in vier Portionen. Eine davon brühte man mit kochendem Wasser auf und ließ sie 10 bis 15 Minuten lang ziehen. Dieser Tee wurde getrunken. Dann brühte man diese Blüten nochmals auf, und der Tee wurde wieder getrunken. Mit den anderen drei Portionen verfuhr man im Laufe des Tages ebenso. Die Behandlung dauerte bis zu 30 Tage. Bei 35 der 46 Patienten konnten innerhalb von drei bis sieben Tagen eine Besserung der Symptome und normale Blutdruckwerte erreicht werden. Bei den anderen Patienten sank der Blutdruck nach 10 bis 30 Tagen, und sie zeigten unterschiedliche Besserung.
Vom klinischen Gebrauch einer Chrysanthemenblütenabkochung zur Behandlung von 61 Angina-pectoris-Patienten, die bei 80 % positiv verlief, wird in einer chinesischen Publikation aus dem Jahre 1973 berichtet.

Hausmittel: Chrysanthemenblüten sind in China ein beliebtes Hausmittel. Man bereitet aus ihnen Tee, indem man sie mit kochendem Wasser überbrüht (pro Tasse werden drei bis sechs Blüten genommen) und diesen bei »durch Wind bedingten« Krankheitszuständen trinkt. Diese Erkrankungen sind durch eine oder mehrere der folgenden Beschwerden gekennzeichnet: *Kopfschmerzen* und schwerer Kopf, *trockener Mund, bitterer Geschmack* im Mund, *schlechter Atem* und ein trockenes, unangenehmes Gefühl im Hals. Der Tee kann über einen Zeitraum von einigen Tagen mehrmals täglich getrunken werden oder solange, bis die Beschwerden verschwunden sind. Ich nehme selten Arzneien, doch Chrysanthementee trinke ich hin und wieder, hauptsächlich bei schlechtem Atem oder einem bitteren Geschmack im Mund.

Ein anderes beliebtes Hausmittel hilft bei *müden, blutunterlaufenen Augen*, die durch zuviel Lesen, Feinarbeit oder ähnliches verursacht wurden. Man übergießt knapp 10 g Chrysanthemenblüten mit kochendem Wasser und läßt sie einige Minuten ziehen. Dann gießt man die Flüssigkeit ab (sie kann getrunken werden) und verwendet die noch heißen Blütenköpfe. Sie dürfen natürlich nicht so heiß sein, daß es zu Verbrennungen kommt. Der Patient legt sich mit geschlossenen Augen hin, und dann werden für eine Dauer von 15 bis 20 Minuten Blüten auf die Augen gelegt. Sobald sie erkaltet sind, muß man sie erneuern. Vor dem Auflegen kann das überschüssige Wasser vorsichtig herausgedrückt werden. Man sollte diese Behandlung am besten direkt vor dem Schlafengehen durchführen.

Es gibt noch viele andere Rezepte mit Chrysanthemenblüten, aber meist werden sie zusammen mit anderen Pflanzen verwendet. Auch ihr Gebrauch bei der Behandlung von *Hautleiden* ist belegt, doch sollen hier Chrysanthemenblätter (im Chinesischen *juhuaye*) besser wirken. Für diese Erkrankungen, zu denen wunde Haut, Geschwüre, Furunkel, Karbunkel und Entzündungen gehören, benutzt man meist frische Chrysanthemenblätter. Man zerstampft sie zu Brei und trägt diesen direkt auf die betroffene Stelle auf. Auch der Saft der Blätter wird verwendet. Zur Herstellung püriert man frische Blätter, seiht den Saft ab und streicht ihn auf die erkrankte Hautpartie. Sollten nur getrocknete Blätter zur Verfügung stehen, werden sie pulverisiert und mit ausreichend Wasser zu einem Brei verrührt oder als Kataplasma verwendet.

Bezugsquellen: Chrysanthemen gibt es in Blumenläden, sie wachsen aber auch in vielen Gärten. Getrocknete Blüten bekommt man in der Apotheke.

Dill

蔣

夢

子

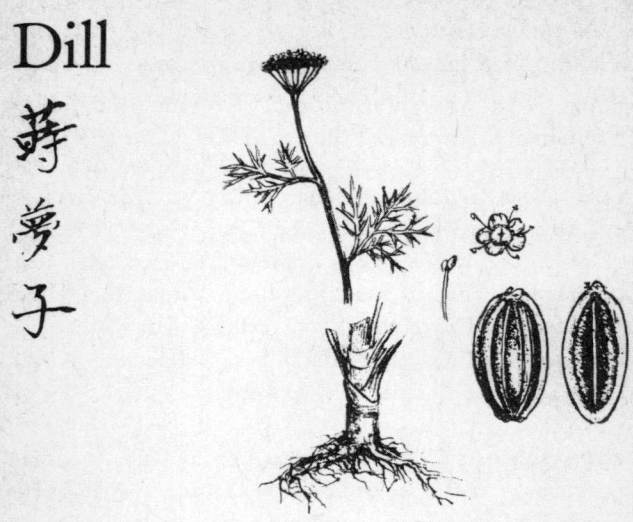

Allgemeines: Der Dill ist ein- oder zweijährig, hat einen glatten, aufrechten Stengel, wird etwa 1 m hoch, und seine Blätter sind feingeteilt. Sein wissenschaftlicher Name lautet *Anethum graveolens,* und er gehört zur Familie der Doldengewächse. In China heißt er *shiluozi* oder *xiaohuixiang* (kleiner Fenchel). Er ist im Mittelmeerraum und im Süden der Sowjetunion heimisch, wird heute aber auch in den europäischen Ländern, Indien, China, den Vereinigten Staaten und auf den Westindischen Inseln kultiviert. Die getrocknete reife Frucht (der Dillsamen) und das ganze oberirdische Kraut sind wohlbekannte Küchengewürze. Man verwendet sie auch zur Herstellung von Dillöl und Dillsamenöl, die im Westen beide als Aroma- und Duftstoffe in Nahrungsmitteln, Arzneien und kosmetischen Produkten verwendet werden.

Um für die chinesische Medizin Dillsamen zu ernten, sammelt man die ganzen Fruchtstände (Dolden). Man trocknet sie in der Sonne, drischt die Samen aus, und nachdem man die anderen Pflanzenteile entfernt hat, werden sie weiter in der Sonne getrocknet.

Dillsamen enthalten meist 2,5 bis 4 % ätherisches Öl, das hauptsächlich aus Carvon besteht sowie aus kleineren Mengen anderer aromatischer Substanzen, unter anderem auch Kumarinen (Bergapten, Scopoletin, Umbelliferon usw.), Steroiden (z. B. Sitosterin), Flavonoiden, Glykosiden, Phenolen, etwa 16 % Eiweiß, 15 % Fett, 55 % Kohlehydraten, Mineralstoffen (insbesondere Kalzium) und Vitaminen (wie A und C).

In der westlichen Volksmedizin werden Dillsamen als Krampfmittel, Sedativum, Karminativum, Diuretikum und Stomachikum verwendet. Man behandelt damit Krankheitszustände wie Appetitlosigkeit, Magenverstimmungen, Schlaflosigkeit und Blähungen. Außerdem fördern sie die Milchabsonderung während der Stillzeit.

Wirkung: Dillsamenöl wurde in verschiedenen Tierversuchen getestet, und man hat festgestellt, daß es den Blutdruck senkt, die Entwicklung von Bakterien hemmt sowie Darm- und Gebärmutterkrämpfe löst.

Traditioneller Gebrauch: In der chinesischen Medizin werden Dillsamen als scharf schmeckend und kräftigend eingestuft. Sie sollen Milz, Nieren und Magen gut bekommen, Erkältungen heilen, den Appetit anregen und von Fisch- und Fleischgiften befreien. Man benutzt sie hauptsächlich zur Behandlung von Magen-Darm-Erkrankungen einschließlich Magenschmerzen, Koliken, Erbrechen, Appetitlosigkeit und aufgetriebenem Leib. Die normale Tagesgabe beträgt 2,5 bis 5 g und wird als Abkochung, Pillen oder Pulver eingenommen.

Hausmittel: Die folgenden Rezepte stammen aus klassischen Arzneipflanzenbüchern.

Zur Behandlung eines aufgetriebenen Leibs, *Übelkeit,* Unfähigkeit, Nahrung bei sich zu behalten und *Seitenstechen* bei Kindern empfiehlt ein bekanntes Werk aus dem 15. Jahrhundert, aus Dillsamenpulver erbsengroße Pillen herzustellen. Kindern im Alter von drei Jahren gibt man davon 30 Stück. Sie werden mit Tangerinenschalentee eingenommen. Für Erwachsene muß die Dosis natürlich erhöht werden.

Bei *Rückenschmerzen,* die durch eine spontane Verrenkung verursacht worden sind, nimmt man 6 g Dillsamenpulver mit Wein ein.

Bei *Hernie* und schmerzhafter »Resistenz im Unterleib« bei Frauen werden 40 g Dillsamen geröstet, bis sie braun sind, zu Pulver vermahlen und mit Wein eingenommen.

Bezugsquellen: Dillsamen bekommt man als Gewürz in allen Lebensmittelgeschäften und Supermärkten.

Erdnuß

花
生

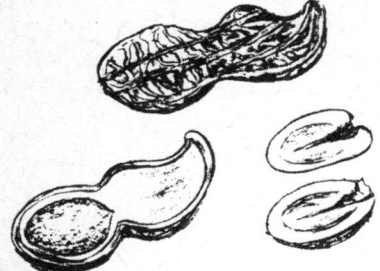

Allgemeines: Erdnüsse gehören zu den Nahrungsmitteln, die auf der Erde am häufigsten gegessen werden. Sie sind in Südamerika heimisch. Im 16. Jahrhundert gelangten sie nach Europa und kurze Zeit später auch nach Asien. Heute werden sie in allen warmen Gegenden der Welt angebaut. Zu den Haupterzeugerländern gehören unter anderem die USA, Indien und China.
Die Erdnußpflanze, *Arachis hypogaea,* gehört zur Familie der Hülsenfrüchtler. Im Chinesischen heißt sie *huasheng.* Sie ist einjährig und wird 25 bis 50 cm hoch. Ihre Blüte verläuft wie bei anderen Pflanzen, doch nachdem die Blüten verwelkt sind, verlängern sich die Fruchtstiele und wachsen in den Boden, wo sich schließlich die Erdnüsse entwickeln. Zahlreiche Züchtungen liefern Erdnüsse verschiedener Formen und Größen, die sich auch geschmacklich etwas unterscheiden.

Erdnüsse sind sehr nahrhaft. Roh enthalten sie etwa 26 % Eiweiß, 48 % Öl, 19 % Kohlehydrate, Mineralstoffe und große Mengen Vitamine (wie B1 und Niacin). Die meisten Vitamine befinden sich in den Häuten. Erdnußschalen enthalten Wirkstoffe, die den Blutdruck und den Cholesterinspiegel des Blutes senken. Vorsicht: Schimmlige Nüsse sollten nie gegessen werden, da manche Schimmelarten Gifte erzeugen, die Leberkrebs verursachen können. Geröstete Erdnüsse, Erdnußbutter und Erdnußöl sind nur einige von vielen Erdnußprodukten, die auf der ganzen Welt im Handel sind. Erdnußschalen werden zur Herstellung bestimmter Chemikalien und Kunststoffe verwendet, aber auch als Viehfutter und für Düngemittel.

Wirkung: Wissenschaftler haben festgestellt, daß Erdnüsse (insbesondere die Häute) bei Blutern die Blutungen stillen können und auch bei anderen Blutungen helfen (Darm, Magen und Gebärmutter), die hierfür verantwortlichen Wirkstoffe sind aber noch nicht bekannt. Durch Rösten wird diese Wirkung jedoch weitgehend aufgehoben.

Traditioneller Gebrauch: In der chinesischen Medizin ist die Erdnuß verhältnismäßig neu. Sie wird seit nicht einmal 300 Jahren verwendet. Sie soll Lungen, Magen und Milz beruhigen, und man verwendet sie hauptsächlich zur Behandlung von trockenem Husten, Übelkeit, Beriberi und zur Förderung der Milchabsonderung in der Stillzeit. Sie soll auch gut für den Teint sein und für zarte Haut sorgen. Für fast alle medizinischen Verwendungen werden die Erdnüsse in Wasser gekocht. Geröstete Erdnüsse nimmt man nur selten.

Heutiger Gebrauch: Heute haben die Chinesen den medizinischen Gebrauch der Erdnuß stark erweitert. Erdnußhäute werden zur klinischen Behandlung verschiedener Blutungen, Frostbeulen und chronischer Bronchitis benutzt. Es wurde darüber in wissenschaftlichen Publikationen Chinas berichtet, und die Anwendung soll recht erfolgreich gewesen sein. So konnte man beispielsweise bei 80 % von 285 Patienten innere und postoperative Blutungen mit Injektionen eines Auszugs der Erdnußhaut zum Stillstand bringen. Diese Behandlung war besonders bei Magen-, Darm- und Gebärmutterblutungen wirksam, sowie bei Blutungen, die durch Hämophilie (Bluterkrankheit), chirurgische Eingriffe und Lebererkrankungen bedingt waren.

In den letzten Jahren wurden in verschiedenen Regionen Chinas Berichte über die Wirksamkeit von Erdnußschalenauszügen bei der Behandlung von hohem Blutdruck und Hyperlipoidämie (erhöhter Gehalt des Blutes an Lipoiden und Fetten) veröffentlicht. Seitdem versuchen chinesische Wissenschaftler die Stoffe zu finden, die für diese Wirkungen verantwortlich sind, und dabei haben sie kürzlich ein Beta-Sitosterin und ein Luteolin entdeckt, doch die anderen wirksamen Bestandteile müssen erst noch gefunden werden.

Hausmittel: Einer der bekanntesten Anwendungsbereiche der Erdnuß ist die Behandlung von *Beriberi*. Diese Krankheit führt zu Starre und Lähmung der Beine. Beriberi wird hervorgerufen, wenn die Nahrung zu wenig Vitamin B1 (Thiamin) und andere Vitamine enthält. Als ich ein Kind war, galt bei vielen Chinesen hochpolierter (sehr weißer) Reis als ein Statussymbol. Er besaß praktisch keine Vitamine mehr, war aber viel teurer als unpolierter oder schlecht polierter Reis, der sehr viel Vitamin B1 und andere Vitamine enthält. Da viele, insbesondere wohlhabende Chinesen nur noch polierten Reis aßen, ohne aber einen anderen Vitamin-B-Spender zu haben, kam es zu Beriberierkrankungen. Im Fernen Osten tritt diese Krankheit auch heute noch auf, in den entwickelten Ländern des Westens findet man sie dagegen selten, da hier dem Reis und anderen Getreideprodukten Vitamine zugesetzt werden. Sollte sie dennoch vorkommen, kocht man eine Suppe aus Erdnüssen (mit Häuten) und trinkt diese. In den Anfangsstadien der Krankheit reichen täglich 85 bis 115 g Erdnüsse aus, die man in vier Portionen teilt. Die Einnahme wird über mehrere Tage fortgesetzt. Bei fortgeschrittener Krankheit werden pro Tag und über einen längeren Zeitraum 170 bis 230 g Erdnüsse gegessen.

Zur Förderung des *Milchflusses während der Stillzeit* empfiehlt ein traditionelles Rezept einen Schweinefuß mit 85 g Erdnüssen zu schmoren und dieses Gericht zu essen.

Zur Behandlung *starker Verschleimung* mit und ohne Husten kocht man nach einem Arzneipflanzenbuch des 18. Jahrhunderts 60 bis 85 g Erdnüsse (ohne Haut) kurz in Wasser und ißt diese Suppe anschließend. Auch den gemahlenen oder zerstampften rohen Erdnüssen schreibt man schleimlösende Wirkung zu. Doch obgleich sowohl rohe als auch gegarte Erdnüsse Schleim lösen sollen, haben geröstete Erdnüsse angeblich genau die gegenteilige Wirkung.

Bezugsquellen: Ungeröstete rohe oder getrocknete Erdnüsse gibt es in Naturkostläden und manchen Supermärkten.

Fenchel

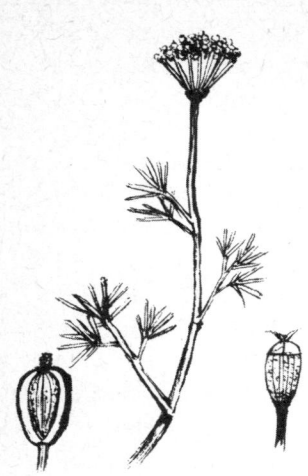

Allgemeines: In westlichen Ländern werden Fenchel-samen hauptsächlich als Gewürz verwendet. Und auch in China benutzt man sie manchmal in der Küche, doch in er-ster Linie sind sie dort ein Heilmittel. Fenchelsamen stammen von einer ausdauernden Pflanze, die botanisch als *Foeniculum vulgare* bezeichnet wird und zur Familie der Doldengewächse gehört. Im Chinesischen heißt der Fenchel *xiaohuixiang* oder einfach *huixiang. Xiao* bedeu-tet ›klein‹ und *huixiang* ›den Wohlgeruch wiederherstel-lend‹. Die Samen haben die Größe und Form von Reis-körnern. Die Pflanze wird 1 bis 1,50 m groß und ist im Mittelmeerraum heimisch. Heute wächst sie in vielen Ländern wild, oder man baut sie an, wie in den USA, Großbritannien und China. Im Garten wird der Fenchel meist ein- oder zweijährig gezogen.

Fenchelsamen enthalten in der Regel 2 bis 6 % ätherisches Öl (Fenchelöl), 17 bis 20 % Fett, 16 bis 20 % Eiweiß, Vitamine (sie sind relativ reich an Vitamin E), Mineralstoffe (insbesondere Kalzium und Kalium) und andere Wirkstoffe. Wie Sternanisöl besteht auch Fenchelöl hauptsächlich aus Athenol, es enthält darüber hinaus aber auch viele andere aromatische Verbindungen.

Fenchelsamen und Fenchelöl werden im Westen für viele Nahrungsmittel verwendet. Fenchelöl benutzt man darüber hinaus als Karminativum oder als Aromastoff in einigen Abführmitteln sowie als Duftstoff in Seife, Lotion, Creme, Reinigungsmitteln und Parfum.

In der westlichen Volksmedizin werden Fenchelsamen unter anderem als Karminativum, Stomachikum, Expektorans und Diuretikum verwendet. Man behandelt mit Fenchelsamen Krankheitszustände wie aufgetriebenen Leib und andere Magenbeschwerden, Husten, Appetitlosigkeit und Koliken.

Wirkung: Fenchelöl kann, wie Sternanisöl, bei besonders empfindlichen Menschen Hautallergien, Reizungen oder Dermatitis hervorrufen. Es hat sich aber außerdem gezeigt, daß es muskelentspannend, bakterizid und insektizid wirkt.

Traditioneller Gebrauch: Im Fernen Osten, und dort insbesondere in den wärmeren Gebieten, werden Gewürze oft verwendet, um den Geruch von Nahrungsmitteln zu überdecken, die verdorben sind. Nach einem chinesischen Arzneipflanzenbuch aus dem 6. Jahrhundert bekam der Fenchel den Namen »den Wohlgeruch wiederherstellend«, weil er Fleisch, das schlecht geworden ist, wieder seinen ursprünglichen Geruch verleihen kann. Zu diesem Zweck kochte man es früher mit einer kleinen Menge Fenchelsamen.

In der chinesischen Medizin wird der Fenchel seit vielen Jahrhunderten benutzt. Erstmals ist sein Gebrauch in einem Arzneipflanzenbuch des 6. Jahrhunderts belegt. Man verwendet sowohl Samen als auch Blätter, Wurzeln und Stengel, und im allgemeinen decken sich ihre Anwendungsbereiche.

Fenchelsamen sollen die Nieren wärmen, den Magen beruhigen und gut für die Blase sein. Ferner verwendet man sie für die gleichen Krankheiten wie den Sternanis, darunter Hernie, Verdauungsstörungen, Bauchschmerzen, durch Nierenleiden bedingter Hexenschuß, Magenschmerzen, Übelkeit und Erbrechen. Ferner dienen sie zur Behandlung von Hodenschwellungen, Menstruationsbeschwerden, Bettnässen, Cholera und schwer heilenden Schlangenbissen. Sie gehören zu den offiziellen Arzneien, die in der Pharmakopöe der Volksrepublik China aufgeführt sind. Die normale Tagesgabe beträgt 3 bis 9 g, und man nimmt sie als Tee, Abkochung oder Pulver ein.

Heutiger Gebrauch: Mit am bekanntesten ist die Verwendung von Fenchelsamen bei Dünndarmhernie. In den vergangenen Jahren wurde die Wirksamkeit von mehreren nationalen und regionalen Fachzeitschriften Chinas bestätigt. Zur Behandlung von eingeklemmter Dünndarmhernie bereitete man einen Tee aus 9 bis 15 g Fenchelsamen, der heiß getrunken wurde. Dann legte sich der Patient mit geschlossenen Beinen auf den Rücken, die Knie halb angezogen. War nach 15 bis 30 Minuten keine Besserung eingetreten, wurde die Behandlung wiederholt. Im allgemeinen konnte den Patienten geholfen werden, diejenigen, die nicht ansprachen, mußte man operieren. Nach einem Bericht sprachen auf diese Behandlungsmethode jedoch nur vier von 26 Patienten nicht an. Sie hatten alle Hernien gehabt, die zwischen zwei Stunden und drei Tagen alt waren. Bei denjenigen, die ihre Hernie erst kurz hatten, war der Erfolg größer.

Hausmittel: In den Arzneibüchern finden sich viele Rezepte mit Fenchelsamen, meist werden sie aber zusammen mit anderen Pflanzen verwendet. Hier folgen zwei einfachere Beispiele.
Zur Behandlung von schwer heilenden *Schlangenbissen* empfiehlt ein Rezept aus dem 7. Jahrhundert, man solle auf die betroffene Stelle ein Kataplasma aus Fenchelsamen legen.
Bei *Magenschmerzen* mit Verdauungsproblemen gibt ein Rezept aus einem modernen Arzneipflanzenbuch an, man solle 55 g Fenchelsamen mit 110 g frischem Ingwer zerreiben, die Mixtur rösten, bis sie gebräunt ist, und sie dann zu einem Pulver vermahlen. Von diesem Pulver nimmt man dreimal täglich 3 g mit Reissuppe ein.

Bezugsquellen: Fenchelsamen bekommt man als Gewürz in allen Lebensmittelgeschäften und Supermärkten.

Gartenbalsamie

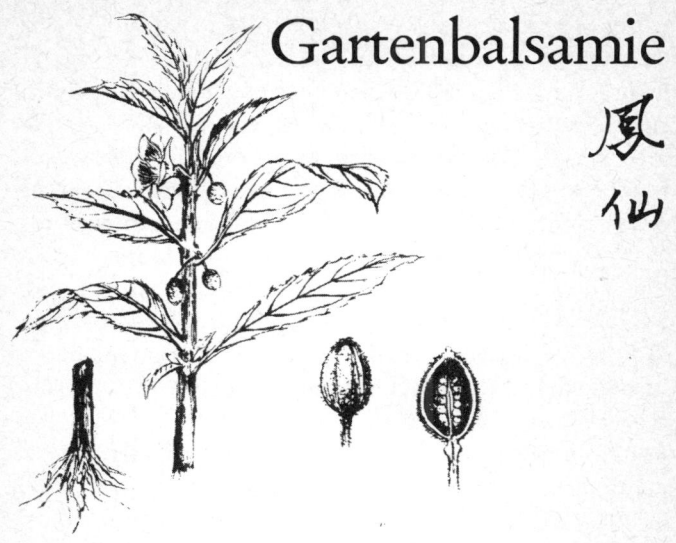

風
仙

Allgemeines: Die Gartenbalsamie gehört zur Familie der Balsamiengewächse, deren reife Kapselfrüchte – wenn man sie berührt – plötzlich aufplatzen und die Samen herausschleudern. Botanisch wird die Gartenbalsamie als *Impatiens balsamia* bezeichnet, im Chinesischen heißt die ganze Pflanze *fengxian*, was etwa ›Phönixfee‹ bedeutet und sich auf die phönixähnlichen Blüten bezieht. Für die Blüten der Gartenbalsamie gibt es viele Namen. Zwei der bekanntesten sind *fengxianhua* (Phönixfeenblüte) und *zhijiahua* (Fingernagelblüte), was darauf hinweist, daß die Chinesinnen sich mit den Blüten der Gartenbalsamie die Fingernägel färben. Auch Henna wird so genannt. Beide Pflanzen enthalten die gleiche Farbsubstanz. Die Samen der Gartenbalsamie heißen *jixingzi,* was Ungeduld bedeutet und sich vermutlich darauf bezieht, daß die Samen aus den reifen Früchten herausgeschleudert werden.

Die Gartenbalsamie ist eine robuste einjährige Pflanze von etwa 90 cm Höhe. Die saftreichen Stengel sind glatt bis behaart, die Blüten sitzen in den Blattachseln. Meist sind sie rosa oder rot, mitunter aber auch weiß bis violett oder mehrfarbig. Gartenbalsamien blühen im Sommer und bilden im Frühherbst Samen aus. Die Samen sind braun, rundlich bis eiförmig und haben circa 2 mm Durchmesser. Die Gartenbalsamie ist in Asien heimisch (beispielsweise China und Indien), wird heute aber weltweit als Zierpflanze gezogen. Es existieren zahlreiche Sorten. In der traditionellen chinesischen Medizin verwendet man die ganze Pflanze (Blüten, Samen und Wurzeln). Die getrockneten Stengel und Samen sind in der Pharmakopöe der Volksrepublik China aufgeführt.

Obwohl man einige chemische Analysen von Blüten und Samen gemacht hat, ist über die Wirkstoffe der Gartenbalsamie wenig bekannt. Die Blüten enthalten Pigmente, wie Anthozyanine, von denen die meisten auch für die Blüten anderer Pflanzen typisch sind. Die Samen enthalten Eiweiß, Zucker, Fette, Aminosäuren, Steroide, Saponine, ätherisches Öl und andere Inhaltsstoffe, von denen ebenfalls viele für Pflanzensamen allgemein typisch sind.

Zwar wird die Gartenbalsamie in China viel als Arzneipflanze verwendet, im Westen hat sie bisher jedoch hauptsächlich als Zierpflanze Beachtung gefunden. Eine ihrer Verwandten, *Impatiens biflora* (oder: *I. capensis)* ist aber als Mittel gegen Giftsumach-Reizungen wohlbekannt. Für diesen Zweck wird der Pflanzensaft direkt auf die gereizten Stellen aufgetragen.

Wirkung: Während der letzten Jahrzehnte haben chinesische Wissenschaftler herausgefunden, daß der wäßrige Auszug von Gartenbalsamienblüten die Entwicklung von Pilzen hemmt, die bestimmte Tineatypen verursachen, sowie krankheitserregenden Bakterien, beispielsweise Staphylococcus aureus und Streptococcus pyogenes. Ferner haben die Wissenschaftler festgestellt, daß alkoholische und wäßrige Auszüge der Samen bei Versuchstieren die Gebärmutter anregten. Abkochungen der Samen haben bei Mäuseweibchen darüber hinaus empfängnisverhütende Wirkung gezeigt.

Traditioneller Gebrauch: Die Gartenbalsamie wird seit Jahrhunderten in verschiedenen Formen für die chinesische Medizin verwendet. Der erste Beleg für ihren medizinischen Gebrauch geht auf das frühe 14. Jahrhundert zurück.

Das Gartenbalsamienkraut wird während Sommer und Herbst geerntet. Es soll entgiftend wirken, insbesondere bei Rheumatismus und Erkältungen, den Kreislauf anregen, Schmerzen stillen und Schwellungen lindern. Der Geschmack wird als bitter und scharf beschrieben, und die Pflanze wird als ungiftig bis leicht giftig eingestuft. Am häufigsten verwendet man die Gartenbalsamie für traumatische Verletzungen, durch Rheumatismus bedingten arthritischen Schmerz, Skrofulose, Furunkel, wunden Stellen und Karbunkel. Die übliche Tagesgabe beträgt 9 bis 15 g der getrockneten Pflanze beziehungsweise 30 bis 60 g des frischen Krauts. Sie wird als Abkochung eingenommen. Äußerlich angewendet benutzt man die Abkochung zum Abtupfen der erkrankten Stellen. Man kann jedoch auch die frische Pflanze zerstampfen und den Brei auftragen.

Die Blüten der Gartenbalsamie werden während der Blütezeit an einem Nachmittag gesammelt und in der Sonne getrocknet. Rote und weiße Blüten sollen besser wirken als andere Farben. Die Blüten haben die gleichen medizinischen Eigenschaften wie die ganze Pflanze und werden auch für die gleichen Krankheiten verwendet. Die normale Tagesgabe beträgt bei getrockneten Blüten 1,5 bis 3 g, bei frischen Blüten 3 bis 9 g. Man nimmt sie meist als Abkochung oder Pulver ein. Das Pulver kann auch in Wein aufgelöst werden. Für die äußerliche Anwendung zerstampft man meist die frischen Blüten und trägt sie auf die betroffenen Stellen auf oder tupft diese mit einer Abkochung ab. Auch die Eigenschaften und Anwendungsbereiche der Wurzeln entsprechen in etwa denen der ganzen Pflanze. Ferner verwendet man sie, um Knochen und Gräten zu erweichen, die im Hals steckengeblieben sind. Zur inneren Anwendung wird die getrocknete Wurzel meist zu Pulver vermahlen und dieses mit Wein eingenommen. Die Tagesdosis liegt zwischen 9 und 15 g. Zur äußerlichen Anwendung zerstampft man die frische Wurzel und trägt den Brei direkt auf die betroffenen Stellen auf.

Die Samen der Gartenbalsamie werden geerntet, wenn die Samenkapseln fast reif, aber noch nicht aufgeplatzt sind. Man trocknet sie in der Sonne und trennt anschließend die Samen von den Kapseln. Auch die Samen haben etwa die gleichen medizinischen Eigenschaften wie die ganze Pflanze. Wie die Wurzeln sollen sie Knochen weich machen – leider greifen sie aber auch die Zähne an. Nach Li Shizhen, dem berühmten Kräuterarzt des 16. Jahrhunderts, pflegten zu seiner Zeit Köche, wenn sie grätenreichen Fisch kochten, stets einige Balsamiensamen hinzuzufügen. Auch rät er, man solle nach der Einnahme von Balsamiensamen den Mund mit warmem Wasser ausspülen, um Schäden an den Zähnen vorzubeugen. Man verwendet Balsamiensamen außer zum Entfernen von Gräten, die im Hals steckengeblieben sind, hauptsächlich zur Behandlung von Schluckbeschwerden, Ausbleiben der Regel und Verdauungsstörungen (insbesondere bei Kindern).

(Die Chinesen essen sehr viel Fisch, und viele der Fische sind außerordentlich grätenreich. Meist können sie das Fleisch mit Zähnen, Lippen, Zunge und Stäbchen geschickt von den Gräten trennen, dennoch passieren Unfälle, vor allem bei Kindern. Meist können im Hals steckende Gräten entfernt werden, indem man eine Handvoll Reis ungekaut herunterschluckt. Hilft das nicht, muß man zu anderen Mitteln greifen. Auch mir passierte in meiner Kindheit dergleichen immer wieder, aber bei mir reichte stets eine Handvoll ungekauten Reises aus.)

Gartenbalsamien können in Wasser gekocht oder in Form von Pulver oder Pillen mit Wasser eingenommen werden. Bei äußerlicher Anwendung trägt man das Pulver direkt auf die betroffenen Stellen auf. Die übliche Tagesgabe liegt zwischen 2,5 und 6 g.

Hausmittel: Es existiert ein reicher Schatz an traditionellen Rezepten für die Gartenbalsamie. Viele davon finden sich sowohl in klassischen als auch in modernen Arzneipflanzenbüchern. Hier einige Beispiele.

Zur Behandlung von Schmerzen, die durch *Gelenkrheumatismus* bedingt sind, empfiehlt ein modernes Werk aus Fujian (eine Südostprovinz Chinas), einfach 30 g des frischen Krauts in Wasser zu kochen und die Flüssigkeit mit Wein gemischt einzunehmen.

Bei *Skrofulose* und *Karbunkeln* (insbesondere am Rücken)

kann man nach einem Volksmittel aus Jiangxi (eine Südostprovinz) das Kraut auf zwei unterschiedliche Weisen
verwenden. Entweder wird es zerrieben und direkt aufgetragen oder aber in Wasser gekocht. Im zweiten Fall zerstampft man das ganze Kraut, gibt den Brei in einen Kup-
fertopf, gießt Wasser zu und kocht das Ganze 20 bis 30
Minuten. Dann wird die Flüssigkeit abgesiebt oder durch
ein sauberes Tuch abgefiltert. Man gibt noch einmal Wasser zu dem Rückstand und kocht ihn erneut. Das zweite
Filtrat wird mit dem ersten gemischt und diese Mixtur anschließend eingekocht, bis sie eine klebrige Konsistenz
hat. Diesen Extrakt streicht man auf ein sauberes Papier
oder Tuch und legt ihn direkt auf die betroffenen Stellen.
Das Kataplasma muß täglich erneuert werden.

Zur Behandlung unerträglicher *Schmerzen im Unterleib*
oder in der Taillengegend empfiehlt Li Shizhens *Bencao
gangmu* in der Sonne getrocknete Gartenbalsamienblüten,
die zu einem Pulver vermahlen werden. Wenn die
Schmerzen auftreten, nimmt man einmal täglich auf nüchternen Magen 9 g Pulver mit etwas Wein ein.

Zur *Linderung von Schmerzen* scheint auch ein Hausmittel aus Guizhou (eine Südprovinz) erwähnenswert. Wenn
sich in China oder Hongkong jemand einen Knochen ge-
brochen hat, geht er meist nicht zu einem westlich orientierten Mediziner oder Orthopäden, sondern sucht einen
chinesischen Arzt auf, der sich auf Knochen- und Wundheilung spezialisiert hat. Dieser Arzt richtet den Knochen
zwischen zwei einfachen Schienen ein, mit denen sich der
Patient weitaus besser bewegen kann als mit einem Gips,
den westliche Orthopäden vorziehen. Mitunter verursachen Knochenbrüche aber so starke Schmerzen, daß sie
nicht eingerichtet werden können. Um die Schmerzen zu

lindern, werden dann 3 g getrocknete oder 9 g frische Balsamiensamen in Wein eingeweicht und vom Patienten eingenommen. Nach etwa einer Stunde ist die verletzte Stelle gefühllos, und der Knochen kann eingerichtet werden.

Zur Behandlung von *Keuchhusten, Blutspucken* und *Bluthusten* empfiehlt ein Mittel aus Fujian, 7 bis 15 Gartenbalsamienblüten in Wasser zu kochen. Gibt man beim Kochen etwas Kandis dazu, soll die Wirkung noch besser sein.

Bei *Pilzinfektionen* an den Händen werden einfach frische Blüten zerstampft und aufgetragen.

Ein Rezept für *im Hals steckengebliebene Knochen und Gräten* findet sich auch in einer Rezeptsammlung des 14. Jahrhunderts. Der Autor dieses Werkes stammt aus einer Familie, in der man schon in fünf aufeinanderfolgenden Generationen dem Arztberuf nachgegangen war. Er empfiehlt Gartenbalsamienwurzeln oder -samen zu kauen und herunterzuschlucken. Damit die Zähne nicht geschädigt werden, muß der Patient seinen Mund anschließend mit warmem Wasser ausspülen. Die Samen können auch zerstampft und mit Wasser eingenommen werden.

Aus einem modernen Handbuch stammt folgendes Rezept gegen *Menstruationsbeschwerden*. Man mischt 100 Gramm gemahlene Samen mit einer ausreichenden Menge heißem Honig, teilt die Masse in 30 gleiche Portionen und formt diese zu Pillen. Davon nimmt man dreimal täglich eine zusammen mit Tee ein, der aus 9 g *danggui* (Angelica-sinensis-Wurzel) bereitet wird.

Bezugsquellen: Am besten zieht man Gartenbalsamien selbst, dann kann man Kraut, Blüten, Samen und Wurzeln nach Belieben ernten.

Geißblatt

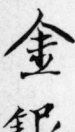

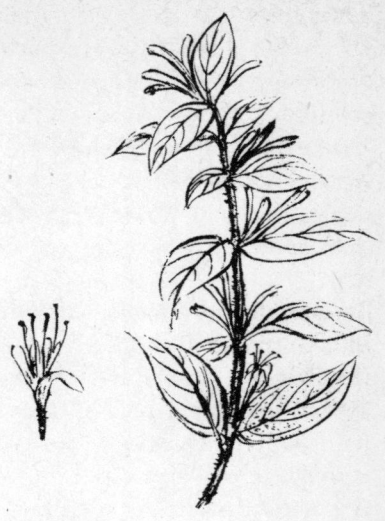

Allgemeines: Geißblatt ist die Gattungsbezeichnung für eine Reihe von schlingenden oder kriechenden Sträuchern mit gegenständigen Blättern und leicht bis stark duftenden Blüten. Ihr wissenschaftlicher Name lautet *Lonicera,* und sie gehören zur Familie der Geißblattgewächse. In der chinesischen Medizin wird vor allem das Japanische Geiß-blatt (*Lonicera japonica var. sinensis*) verwendet, man nimmt jedoch auch verschiedene andere Arten.

Die Chinesen nennen die Geißblattblüten *jinyinhua,* was wörtlich übersetzt »Gold- und Silberblüten« bedeutet. Dieser Name bezieht sich auf die Blütenfarbe des Japani-schen Geißblattes, die zunächst weiß ist, dann aber in Goldgelb übergeht. Die Geißblatttriebe werden *rendong-teng* genannt, was »winterharte Kletterpflanze« heißt und einen Hinweis auf die Härte der Pflanze gibt.

Das Japanische Geißblatt ist in Asien heimisch, wächst jedoch heute auch in vielen Teilen Nordamerikas wild. Seine kletternden oder schlingenden Stengel können bis 9 m Länge erreichen, seine Blüten duften intensiv.

In der Volksmedizin der westlichen Länder ist das Geißblatt nicht sehr gebräuchlich, in der traditionellen chinesischen Medizin benutzt man es jedoch häufig. Daher ist es auch kein Wunder, daß die meisten der chemischen, biologischen, pharmakologischen und klinischen Untersuchungen, die über das Geißblatt veröffentlicht wurden, von chinesischen Forschern durchgeführt worden sind. Sie haben festgestellt, daß die Stengel, Blätter und Blüten zahlreiche Substanzen enthalten, wie Luteolin, Luteolinderivate (etwa Lonicerin), Alkaloide, Tannine, Inosit, Loganin, Secologanin, Chlorogensäure und Saponine. Chlorogensäure wird als der wichtigste Wirkstoff betrachtet. Zu anderen häufig verwendeten Geißblattarten gehören *Lonicera confusa*, *L. hypoglauca* und *L. dasytyla*. Der Chlorogensäuregehalt liegt zwischen 0,5 und fast 7 %.

Die Blüten und die Stengel mit den Blättern werden in der chinesischen Medizin sehr häufig verwendet und in ganz China kultiviert.

Geißblattblüten erntet man im Mai und Juni (in China liegt die Blütezeit von Mai bis Juli). Traditionell werden sie morgens, nachdem der Tau verdunstet ist, gesammelt und dann locker auf Strohmatten ausgelegt im Freien in der Sonne oder im Schatten getrocknet. Hin und wieder werden sie gewendet, damit die Trocknung gleichmäßig vonstatten geht.

Die Stengel mit den Blättern werden im Herbst oder Winter gesammelt. Man bindet sie zu kleinen Bündeln zusammen und trocknet sie in der Sonne.

Wirkung: Luteolin, ein Hauptbestandteil des Geißblattes, wirkt muskelentspannend, leicht harntreibend und bakterizid. Bei Auszügen des Japanischen Geißblattes hat man festgestellt, daß sie gegen eine Menge verschiedener Bakterien wirken.

Chinesische Wissenschaftler haben ferner Ratten mit einem Auszug Japanischer Geißblattblüten und sehr cholesterinreicher Nahrung gefüttert und dabei festgestellt, daß bei diesen Ratten der Cholesterinspiegel des Blutes niedriger lag als bei Tieren, die kein cholesterinhaltiges Futter bekommen hatten. Man vermutet, daß der Geißblattblütenauszug die Absorption des Cholesterins im Darm verzögert, und daher weniger Cholesterin ins Blut gelangt.

Kürzlich stellte man in China fest, daß man mit einem Auszug des Japanischen Geißblatts, der als wichtigste Wirkstubstanzen Isochlorogensäure und Chlorogensäure enthielt, erfolgreich akute Kehlkopfentzündung, akuten Rachenkatarrh, übermäßig starke Periodenblutung, Gebärmutterblutung und Hautabszesse behandeln kann.

Japanische Wissenschaftler haben darüber hinaus festgestellt, daß Aufgüsse des Japanischen Geißblatts in Tierversuchen mit Ratten Magengeschwüren vorbeugten.

In Aufsätzen, die 1982 in westlichen Wissenschaftsjournalen erschienen *(Proceedings of the National Academy of Sciences of the United States* und *Carcinogenesis)* berichteten amerikanische und französische Wissenschaftler, daß Chlorogensäure vor Substanzen schütze, die bei Versuchstieren Krebs verursachen und die Bildung von Karzinogenen, etwa Nitrosaminen aus Nitriten, verhinderten.

Traditioneller Gebrauch: Geißblatt wird seit Jahrhunderten in der chinesischen Medizin verwendet. Der erste

Beleg für seinen medizinischen Gebrauch findet sich bei Shennong, und seitdem ist es in allen wichtigen Arzneipflanzenbüchern Chinas beschrieben worden.

Blüten und Stengel mit Blättern besitzen etwa die gleichen therapeutischen Eigenschaften. Am wichtigsten und bekanntesten sind folgende: Sie vertreiben Hitze (oder Fieber), lindern Entzündungen und wirken entgiftend. Man verwendet sie zur Behandlung von Fieber, Grippe, Halsentzündung, Mumps, Bakterienruhr, Enteritis, akuter Kehlkopfentzündung, wunder Haut, Furunkeln, Erisypel (eine Hautkrankheit), akuter Mastitits, geschwollenen schmerzenden Gelenken, Infektionen und Entzündungen der Gallengänge, Rheumatismus und anderen Erkrankungen. Beide Pflanzenteile stehen gegenwärtig als offizinelle Arzneimittel in der Pharmakopöe der VR China.

Bei innerlicher Anwendung beträgt die Dosis für Geißblattblüten 6 bis 15 g und für Geißblatttriebe 9 bis 30 g. Man kocht sie meist in Wasser und nimmt die Abkochung ein. Mitunter legt man die Pflanzenteile mehrere Wochen oder Monate in Wein und trinkt den entstandenen Auszug als Tonikum. Auch die pulverisierte Pflanze kann eingenommen werden.

Bei äußerlicher Anwendung benutzt man eine Abkochung, mit der die betroffenen Stellen (etwa Furunkel oder wunde Stellen) abgetupft werden, oder man verrührt das Pulver zu einem Brei und trägt diesen auf.

Zusammen mit anderen Pflanzen, die entgiftend wirken (insbesondere Löwenzahn, Süßholz und Chrysanthemenblüten) wird Geißblatt häufig für Erkrankungen verwendet, die in der chinesischen Medizin als Vergiftungen bezeichnet werden, wie Schwellungen, wunde Stellen und Furunkel.

Heutiger Gebrauch: Da das Geißblatt schon seit langem angewendet wird, da es allgemein als entzündungshemmend, fiebersenkend und entgiftend bekannt ist, und zudem als unschädlich gilt, hat man in China in den letzten Jahrzehnten beachtliche Anstrengungen unternommen, es auch unter modernen klinischen Bedingungen einzusetzen. In nationalen und regionalen Fachzeitschriften für Medizin, Forschung und traditionelle Medizin erschienen zahlreiche Berichte über den klinischen Gebrauch und die Wirkung. Mit Erfolg wendete man es bei der Behandlung von Kehlkopfentzündung, Rachenkatarrh, Lungenentzündung, Lungentuberkulose, Infektionen der Atemwege, akuter Bakterienruhr, Durchfall bei Säuglingen, durch Operationen bedingten Infektionen, Bindehautentzündung, infektiöser Hepatitis, Blinddarmentzündung und Enteritis an. Wie in der traditionellen chinesischen Medizin wird das Geißblatt auch heute meist zusammen mit verschiedenen anderen Arzneipflanzen verwendet. Geißblattblüten sind auch in verschiedenen Präparaten zur Behandlung von Krebs (wie Gefäßsarkome und Krebserkrankungen der Mandeln, der Blase und des Dickdarms) enthalten.

Die folgenden Beispiele für den heutigen Gebrauch machen jedoch keine komplizierten Pflanzenmixturen erforderlich.

Zur Behandlung entzündlicher Augenleiden (Bindehautentzündung, Hornhautentzündung und Hornhautgeschwüre) wurde eine Mischung aus Geißblattblüten und Löwenzahn verwendet. Man bereitete aus je 65 g Geißblüten und Löwenzahn, die auf 1 000 ml aufgefüllt wurden, eine Lösung, die man als Augentropfen verwendete. Davon tropfte man jede Stunde zwei bis drei Tropfen in die

Augen, bis die Krankheiten ausgeheilt waren. Die Behandlung dauerte drei bis sieben Tage und war bei akuten Erkrankungen am erfolgreichsten.

Zur Behandlung infektiöser Hepatitis wurden 65 g Geißblatttriebe solange in 1 000 ml Wasser gekocht, bis dieses auf 400 ml eingekocht war. Jeweils die Hälfte dieser Abkochung wurde morgens beziehungsweise abends eingenommen. Die Behandlung dauerte 15 Tage. Danach zeigten 12 von 22 Patienten keine Symptome mehr und ihre Leberfunktionen waren wieder normal, bei sechs Patienten war eine Besserung eingetreten und vier hatten nicht angesprochen.

Hausmittel: In traditionellen Kräuterbüchern wie in modernen Arzneimittelbüchern finden sich viele Beispiele für die Verwendung des Geißblatts, doch nur bei einem kleinen Teil der Rezepte wird es allein oder in einfachen Mixturen verwendet. Hier folgen einige Beispiele.

Zur Behandlung von *infizierten wunden Stellen* und *Furunkeln* oder *akutem Rachenkatarrh* empfiehlt ein bekanntes heutiges Arzneipflanzenbuch Geißblattblüten zusammen mit zwei anderen bekannten Pflanzen zu verwenden. Man mischt 15 g Geißblattblüten mit 9 g wilden Chrysanthemenblüten und 6 g Süßholz, kocht das Ganze in etwa drei Tassen Wasser, bis die Flüssigkeit auf die Hälfte oder eine Tasse eingekocht ist, seiht die Flüssigkeit ab und trinkt sie.

Bei *Grippe,* die mit Fieber, Durst und Gliederschmerzen verbunden ist, kocht man 30 g Geißblatttriebe mit Blättern (bei frischem Kraut die dreifache Menge verwenden) in Wasser und trinkt diese Abkochung.

Zur Behandlung von *Pilzvergiftung* empfiehlt ein modernes Arzneipflanzenhandbuch folgendes Mittel: Frische Geißblatttriebe und Blätter werden in abgekochtem Wasser gewaschen und dann gegessen. Sie müssen gut gekaut werden.

Bei *Kehlkopfentzündung* und *Rachenkatarrh* bereitet man aus 15 g Geißblattblüten und 3 g Süßholz eine Abkochung und benutzt diese als Gurgelmittel. Es soll die Entzündungen und Schwellungen lindern und den Heilungsprozeß beschleunigen.

In meiner Kindheit in Hongkong war Geißblatt bei uns Zuhause das, was heute für westliche Familien Aspirin ist. Wir verwendeten die Geißblattblüten recht häufig für *Fieber* und *Erkältungen*. Zu diesem Zweck wurden 6 bis 15 g Blüten in etwa einem Liter Wasser gekocht, bis dieses etwa auf ein Drittel eingekocht war. Dann wurde die Flüssigkeit abgegossen oder abgeseiht und getrunken. Für Kinder war die Dosis kleiner.

Bezugsquelle: Geißblatt wächst in Europa in Gärten und auch wild.

Gelbwurzel (Kurkuma)

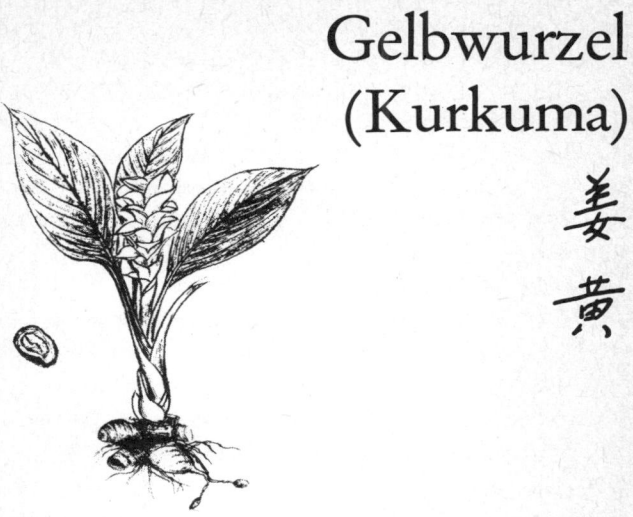

Allgemeines: Die Gelbwurzel wird auf der ganzen Welt als Würzstoff benutzt, und man findet sie in Curry, Senf, sauer Eingelegtem und anderen bekannten Nahrungsmitteln. Insbesondere in den westlichen Ländern verwendet man die Gelbwurzel aber häufiger als Färbemittel und weniger als Gewürz. Die Gelbwurzel wird aus dem Rhizom (unterirdischer Sproß) einer Pflanze gewonnen, die zur Familie der Ingwergewächse gehört und die wissenschaftliche Bezeichnung *Curcuma longa* oder *Curcuma domestica* trägt. Im Chinesischen heißt sie *jianghuang* oder »Ingwergelb«, sie ist aber auch als *huangjiang* (gelber Ingwer) bekannt. Die Pflanze ist ausdauernd und hat ein dickes Rhizom, aus dem sich große, längliche Blätter entwickeln. Die Blattspreiten sind 30 bis 45 cm lang und 10 bis 20 cm breit, die Blattstiele oft so lang wie die Blattspreiten. Die Gelbwurzel ist in Südasien heimisch, wird heute aber in vielen Tropenländern angebaut, wie Indien, China, Indonesien, Haiti und Jamaika. Man gräbt die Rhizome am Ende der Wachstumsperiode – meist im Herbst oder Winter – aus, wäscht sie, kocht sie gut und trocknet sie in der Sonne. Man entfernt Würzelchen und äußere Schale und trocknet die Gelbwurzel dann noch einmal. Haupterzeugerland ist Indien.

Die Gelbwurzel enthält 4 bis 5 % ätherisches Öl, sehr unterschiedliche Mengen gelbes Pigment, sogenanntes Curcumin (0,3 - 5,4 %), große Mengen Kohlehydrate (inklusive 28 % Glukose und 12 % Fruktose), etwa 8 % Eiweiß, 10 % Fett, 6,7 % Rohfaser, Mineralstoffe (vor allem viel Kalium – 2,5 %) und Vitamine (insbesondere Vitamin C). Das ätherische Öl besteht hauptsächlich aus Turmeron (etwa 60 %), Zingiberen (etwa 25 %) und zahlreichen anderen ätherischen Verbindungen.

Im Westen verwendet man die Gelbwurzel häufig als Färbemittel und Gewürz, doch in der Medizin nimmt man sie kaum, es sei denn als Stimulans.

Wirkung: Während der letzten drei Jahrzehnte haben sowohl chinesische als auch westliche (aber auch russische) Wissenschaftler die Gelbwurzel in Tierversuchen getestet und festgestellt, daß sie die Gallensekretion fördert, den Appetit steigert, den Blutdruck erhöht, Schmerzen stillt, die Gebärmutter anregt, Entzündungen und Ödeme lindert und vieles mehr. Die Gelbwurzel wirkt antibiotisch und insektizid.

In einer neuen chinesischen Untersuchung fand man, daß sowohl wäßrige als auch ätherische Auszüge bei Rattenweibchen 100 % empfängnisverhütend wirkten.

Traditioneller Gebrauch: Erstmals ist der Gebrauch von Gelbwurzel in der chinesischen Medizin Mitte des 7. Jahrhunderts belegt. Seitdem wurde sie in allen wichtigen Arzneipflanzenbüchern beschrieben und ist gegenwärtig als offizinelles Arzneimittel in der Pharmakopöe der Volksrepublik China geführt. Die Gelbwurzel soll Blutstauung beseitigen, den Fluß der Körperkräfte unterstützen und normalisieren sowie Schmerzen lindern. Ferner soll sie Milz und Leber anregen. Man verwendet sie vor allem bei Schmerzen im Brustkorb, Ausbleiben der Regel, »Resistenz im Unterleib«, traumatischen Verletzungen, Schwellungen und Karbunkeln, ferner bei Hämaturie (Blutharnen), durch wunde Stellen und Tinea bedingte Schmerzen und Juckreiz, Zahnschmerzen, Koliken, Flatulenz (Darmblähungen) und Blutungen. Die Tagesgabe beträgt 3 bis 9 g und wird als Abkochung, Pillen oder Pulver eingenommen. Bei äußerlicher Anwendung bringt man gewöhnlich das Pulver als Kataplasma auf die betroffene Stelle auf.

Hausmittel: In klassischen wie in modernen Werken findet sich eine Reihe von Gelbwurzelrezepten für eine Vielzahl von Krankheiten. Doch nur für eines braucht man nicht noch eine Menge anderer Pflanzen. Es stammt aus dem 7. Jahrhundert.
Bei *Schmerzen* und *Juckreiz,* die durch *wunde Stellen* oder *Tinea* bedingt sind, wird Gelbwurzel mit Wasser zu einem Brei zerrieben und auf die betroffenen Stellen aufgetragen.

Bezugsquellen: Pulverisierte Gelbwurzel wird als Gewürz oder Färbemittel in Lebensmittelgeschäften und Supermärkten angeboten; geschnitten in der Apotheke.

Ginseng

人参

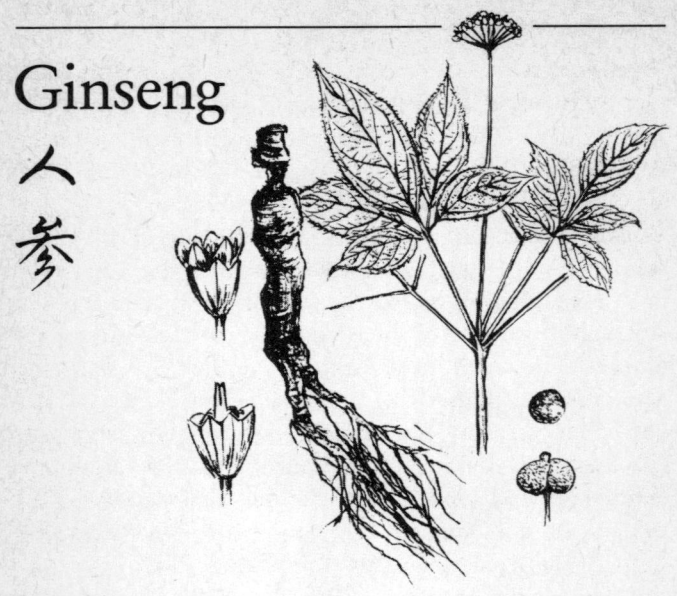

Allgemeines: Ginseng ist wohl das chinesische Arzneimittel, welches man im Westen am besten kennt. Es wurde
hierzulande in Zeitungen, Zeitschriften und Büchern viel
über Ginseng geschrieben, und er hat auch zu allerlei Spott
Anlaß gegeben, vor allem, weil er ein Aphrodisiakum sein
soll. Doch trotz alledem wird der Ginseng immer noch
von einem Schleier des Geheimnisses umgeben. Seine Ver-
fechter im Westen nehmen ihn regelmäßig ein und schwö-
ren auf ihn, seine Kritiker behaupten dagegen, die Wirkung beruhe allein auf Einbildung. Diese Ansicht teilten
im übrigen vor 15 Jahren auch noch die meisten meiner
amerikanischen Akademikerkollegen; doch da aus Europa, der Sowjetunion, China, Korea und Japan immer
mehr Forschungsergebnisse kommen, haben sie ihre Mei-
nung mittlerweile geändert. Heute glauben sie entweder,

daß der Ginseng tatsächlich irgendwelche Wirkstoffe enthält, oder sie haben zumindest weniger Vorurteile als früher.

Im Laufe der Jahre fand ich mich aber in Amerika – was den Ginseng betrifft – vor zwei Problemen. Erstens: Wie kann man Ginseng erkennen und seine Eigenschaften feststellen; zweitens: Wie lassen sich seine Qualität und die bei seiner Zubereitung angewendeten Normen prüfen?

Englischsprachige Abhandlungen über Ginseng sind zwar mitunter gut recherchiert und geschrieben (auch wenn sie sich stets auf englischsprachige Quellen berufen), doch selten – wenn überhaupt – unterscheiden sie die zwei wichtigsten Ginsengarten: Amerikanischen Ginseng und asiatischen Ginseng. Es handelt sich dabei jedoch um zwei vollkommen verschiedene Arzneimittel, die in der chinesischen Medizin auch völlig unterschiedlich angewendet werden. Nur wenige ihrer zahlreichen Anwendungsgebiete decken sich. Obwohl man den Geschmack beider von jeher als süß und leicht bitter eingestuft hat, schreibt man dem amerikanischen Ginseng kühlende oder sogar kalte Eigenschaften zu, asiatischem Ginseng dagegen wärmenden oder stärkenden Charakter. Als Kinder durften wir den asiatischen Ginseng nicht einnehmen. Man sagte uns, wir seien jung und kräftig und benötigten ihn nicht, andernfalls übertrieben wir nur das, was uns die Natur ohnehin zuteil werden ließe. Dagegen kann ich mich erinnern, daß wir im Sommer häufig amerikanischen Ginseng bekamen, um uns zu erfrischen. Auch als meine Schwester einmal Scharlach hatte und von einem westlich orientierten Arzt behandelt wurde, gab meine Großmutter ihr – mit Zustimmung des Arztes – amerikanischen Ginseng, um das Fieber zu senken. Meine Schwester wurde gesund, ohne daß Komplikationen eintraten. Wenn man also Ginseng einnimmt, ohne zu wissen, um welche Art es sich handelt, verwendet man vielleicht die falsche und erzielt nicht die gewünschte Wirkung.

Selbst jemand, dem der Unterschied und die richtige Anwendung bekannt sind, steht immer noch vor dem Problem, daß er die Qualität und die Normen, nach denen er zubereitet wurde, einschätzen muß. Wer die Wurzel verwendet, kann immerhin sicher sein, daß ihm einige Heilwirkungen des Ginseng zugute kommen, auch wenn vielleicht die Qualität nicht die beste ist. Wer jedoch Präparate oder Pulver benutzt – etwa in Form von Tabletten, Kapseln oder Auszügen – weiß nicht, was er da gekauft hat, denn es gibt weder Wirtschaftsnormen noch gesetzlich festgelegte Standards für die Zubereitung von Ginseng. Tabletten, Kapseln oder Auszüge können wenig oder sogar überhaupt keinen Ginseng enthalten, sondern nur Substanzen, wie Zucker oder Stärke, und Zusätze, die dem Produkt Farbe und Geschmack verleihen (siehe auch Aloe barbadensis) Amerikanische Verbraucher geben viel Geld für Zucker- und Stärkepillen aus, die als Ginseng angepriesen und für einen viel zu hohen Preis verkauft werden. Und manch einer verdient sich mit ihnen eine goldene Nase. Wer Ginseng einnehmen möchte, der hüte sich vor fertigen Präparaten, da heute niemand dafür garantieren kann, daß sie rein sind, auch wenn die Hersteller anderslautende Behauptungen oder Garantien aufstellen. Man sollte immer nur die Wurzel verwenden.

Der wissenschaftliche Name des asiatischen Ginseng lautet *Panax pseudoginseng*, *Panax ginseng*, *Panax schinseng*; der des amerikanischen Ginseng *Panax quinquefolius*. Beide hören zur Familie der Efeugewächse. Der asiatische

Ginseng heißt im Chinesischen *renshen* (»menschenge-staltige Arzneiwurzel«), der amerikanische Ginseng *xiyangshen*. Man nennt ihn auch Guangdong-Ginseng – nach der Provinz Guangdong, wo er erstmals nach China eingeführt wurde. Beide sind einstämmige, ausdauernde Krautpflanzen, die zur Blütezeit einen Wirtel aus drei bis sechs langgestielten, zusammengesetzten Blättern an der Spitze tragen. Asiatischer Ginseng, der in der Mandschurei heimisch ist, wird dort wie auch im nahegelegenen Sibirien, in Korea und in Japan in großem Umfang angebaut. Der amerikanische Ginseng stammt aus Nordamerika, und man zieht ihn überall in den Vereinigten Staaten (insbesondere in Wisconsin, West Virginia, Tennessee, North Carolina und Missouri) wie auch in Kanada (z. B. in Quebec und Ontario).

Bei beiden Arten werden die Wurzeln im Frühherbst geerntet. Meist nimmt man Pflanzen, die sechs Jahre und älter sind. Man gräbt die Wurzeln vorsichtig aus und wäscht sie behutsam, damit sie nicht beschädigt werden. Anschließend trocknet man sie entweder im Halbschatten oder bei schwacher künstlicher Wärme (amerikanischer Ginseng), oder man unterzieht sie vor dem Trocknen weiterer Behandlung (Waschen, Dämpfen, Einweichen usw.), was beim asiatischen Ginseng üblich ist. Vom asiatischen Ginseng gibt es viele verschiedene Typen und Qualitäten, die von Herkunft, Alter, Wurzelteil und Zubereitungsform abhängig sind. Am wertvollsten sind die alten, gutgeformten, unbeschädigten Wurzeln wilder Pflanzen. Kleine Wurzeln von Kulturpflanzen gehören zur schlechtesten Güteklasse. Weil beim amerikanischen Ginseng die Verarbeitung weniger aufwendig ist, hat er eine schlechtere Qualität.

Die chemische Zusammensetzung asiatischen Ginsengs wurde vor allem von japanischen und russischen Wissenschaftlern untersucht. Sie haben festgestellt, daß er zahlreiche Saponine (schäumende Glykoside) enthält, von denen man annimmt, daß es sich dabei um die Wirkstoffe handelt. Die Japaner bezeichnen die von ihnen gefundenen Substanzen als Ginsenoside, die Russen nennen ihre Funde Panaxoside. Bisher wurden jedoch nur ein Ginsenosid und ein Panaxosid gefunden, die identisch sind. Asiatischer Ginseng enthält unter anderem sehr unterschiedliche Mengen Stärke (8-32 %), Steroide (z. B. Sitosterin), Pektin, Zucker, Vitamine (z. B. B_1, B_2, B_{12}, Niacin, Pantothensäure und Biotin), Mineralstoffe (z. B. Zink, Mangan, Kalzium, Eisen und Kupfer), Cholin, Fette und winzige Mengen ätherischen Öls.

Amerikanischer Ginseng wurde bisher relativ wenig untersucht. Ein wichtiger, über seine Zusammensetzung bekannter Faktor ist, daß er zwar Ginsenoside, aber keine Panaxoside enthält. Die Ginsenoside sind im amerikanischen Ginseng jedoch in völlig anderen Mengen enthalten als im asiatischen. Und da man den beiden Ginsengarten in der Volksmedizin unterschiedliche Eigenschaften und Anwendungsbereiche zuschreibt, wäre es nicht verwunderlich, wenn man bei weiteren Untersuchungen feststellte, daß sie sich in ihrer chemischen Zusammensetzung auch sonst unterscheiden.

Wirkung: In den vergangenen zwei bis drei Jahrzehnten wurden zwar von chinesischen, koreanischen, japanischen und russischen Wissenschaftlern viele hundert Untersuchungen über die Wirkung asiatischen Ginsengs veröffentlicht, dennoch wissen wir bis heute nicht, wie Ginseng tatsächlich wirkt. Seine Wirkungen sind so vielfältig, so verschiedenartig und manchmal so gegensätzlich, daß sie sicher schon manchen Forscher zur Verzweiflung getrieben haben. Im allgemeinen schreibt man sie seinen Saponinen zu, von denen aber einige Wirkungen hervorrufen, die im direkten Gegensatz zu denen anderer stehen. Außerdem wirkt Ginseng unter bestimmten Bedingungen – abhängig vom Allgemeinzustand des Körpers – in vollkommen gegensätzlicher Weise.

Vielleicht kann man seine chemischen Wirkungen bis zu einem gewissen Grad mit dem Begriff »adaptogen« erklären. Er wurde erst kürzlich von russischen Wissenschaftlern geprägt und ist noch in keinem Wörterbuch zu finden. Diese Wissenschaftler stellten die sogenannte »Adaptogentheorie« auf, nachdem sie die Wirkung von asiatischem Ginseng und anderen Pflanzentoniken untersucht hatten. Als Adaptogene bezeichnet man Substanzen, die die Widerstandsfähigkeit des Körpers gegenüber von außen kommenden Belastungen verschiedenster Art erhöhen, ohne die normalen Körperfunktionen zu stark (wenn überhaupt) zu beeinträchtigen. Diese Wirkung kommt zustande, weil die physiologischen Funktionen des Patienten insgesamt normalisiert werden, statt einen bestimmten Körperteil oder eine bestimmte Körperfunktion zu beeinflussen. Das alles klingt, als sei es geradewegs einem Lehrbuch der chinesischen Medizin entnommen, doch die Adaptogentheorie beruht auf den Ergebnissen wissenschaftlicher Untersuchungen, während die chinesische Medizin durch jahrtausendelange Erfahrung entwickelt worden ist.

Traditioneller Gebrauch: Der asiatische Ginseng wird seit Tausenden von Jahren in der chinesischen Medizin verwendet. Im Arzneipflanzenbuch des Shennong steht er unter den ungiftigen Pflanzen. Schon zu dieser Zeit (etwa 200 v. Chr.) wurde vom Ginseng gesagt, »er belebe die fünf ›Funktionskreise‹«, beruhige die Nerven, behebe durch Furcht bedingtes Herzklopfen, verbessere die Sehkraft, stärke den Verstand und führe bei langfristiger Anwendung zur Verlängerung des Lebens und zur Verjüngung«. Während mehr als 2000 Jahren sind die wichtigsten Eigenschaften und Anwendungsbereiche des asiatischen Ginsengs im wesentlichen gleichgeblieben, und das Vertrauen und der Glaube, den die Chinesen in die Pflanze setzen, hat in keiner Weise nachgelassen. Wer also zu jenen gehört, die gern über Ginseng spotten, der sollte noch einmal nachdenken, bevor er ihn als nutzlos abtut. Können sich Milliarden Chinesen zweitausend Jahre lang geirrt haben?

In der chinesischen Medizin wird der Ginseng als Tonikum und Sedativum benutzt. Außerdem soll er herzstärkend wirken und die Körpersekretion fördern. Ginseng gehört zu den offizinellen Arzneimitteln in der Pharmakopöe der Volksrepublik China, und man verwendet ihn zur Behandlung von Leiden, bei denen die Widerstandsfähigkeit des Körpers gestärkt werden muß. In erster Linie gehören dazu Geistes- und Körperschwäche oder durch lange Krankheit bedingte Abgeschlagenheit, Herzschwäche, Asthma, Herzklopfen, Nervenschwäche, Schweißausbrüche und periphere Durchblutungsstörungen, ferner Amnesie (Gedächtnisschwund), Schwindelgefühl, Kopfschmerzen, Impotenz, Appetitlosigkeit, Übelkeit und Erbrechen. Die übliche Tagesdosis liegt zwischen 1,5 und

9 g, und sie wird in Form einer Abkochung, Pulver oder Pillen eingenommen, beziehungsweise einfach gekaut, um den Saft auszusaugen.

Amerikanischer Ginseng wurde während des 18. Jahrhunderts nach China eingeführt, und zunächst glaubte man, er sei mit dem asiatischen Ginseng identisch. Aber die Chinesen merkten sehr schnell, daß er andere Eigenschaften besaß. In einem Arzneipflanzenbuch aus dem 18. Jahrhundert ist daher über den amerikanischen Ginseng zu lesen, »er schmecke wie Ginseng, habe aber kalte Eigenschaften, stärke das yin und senke Fieber«. Darüber hinaus soll er gut für die Lungen sein, Hitze vertreiben, Durst löschen und die Körpersekretionen fördern. Obwohl er, wie der asiatische Ginseng, als Tonikum angesehen wird, verwendet man ihn auch für andere Leiden wie Husten, der durch Schäden an den Lungen verursacht und durch kurze, flache Atmung und einen trockenen Hals gekennzeichnet ist, Blutverlust, Durst, Fieber, Reizbarkeit, Abgeschlagenheit, Zahnschmerzen und Kater. Keine der alten Quellen nennt ihn als allgemeines Stärkungsmittel, sondern empfiehlt ihn in erster Linie zur Behandlung von Krankheiten, die mit »Hitze« und »Trockenheit« verbunden sind. Aus diesem Grund ist der amerikanische Ginseng auch in Südchina so beliebt (vor allem in Kanton). Dort verwendet man ihn gern während des Sommers oder um Fieber zu senken. Die normale Tagesdosis liegt zwischen 2,5 und 6 g, und sie wird als Abkochung eingenommen oder gekaut.

Die Blätter des asiatischen Ginsengs sollen die gleichen Heilkräfte besitzen wie die des amerikanischen Ginsengs. Man benutzt sie hauptsächlich, um Fieber zu senken, im Sommer die Körpertemperatur zu reduzieren, Durst zu

löschen, die Körpersekretionen zu fördern und Kater zu
behandeln.

Ginseng sollte – wie andere Pflanzen auch – bei der Zubereitung nicht mit Metallen (wie Eisen) in Berührung
kommen.

Hausmittel: In den alten Arzneipflanzenbüchern finden
sich Arzneien, die zur Behandlung verschiedenster
Krankheiten asiatischen Ginseng empfehlen. Manche sind
viele Jahrhunderte alt und die meisten recht kompliziert.
Zusammen mit den Mitteln, die in den chinesischen Familien von Generation zu Generation weitergegeben wurden, würden sie, wenn man sie sammelte, ein ganzes Buch
füllen. Ich habe mehr als vier Dutzend überlieferter Rezepte geprüft, konnte aber keines finden, das einfach genug war, um in dieses Buch aufgenommen zu werden,
denn fast alle machten mehr als drei verschiedene Pflanzen
notwendig. Es ist verständlich, daß der Ginseng für die
Behandlung bestimmter Krankheiten fast immer zusammen mit anderen Kräutern verordnet wird, da man ihn
nicht zur Heilung direkt verwendet, sondern um den
Körper zu stärken und die Wirkung der anderen Kräuter
zu unterstützen. Daher handelt es sich bei dem folgenden,
auf asiatischem Ginseng basierenden Hausmittel um ein
allgemeines Stärkungsmittel.

Einer der traditionellen Ginsengweine, mit denen man
Nervenschwäche, Schlaflosigkeit und nach Krankheit auf-
tretende *Abgeschlagenheit* behandelt sowie die Körperkräfte stärkt und die Zeugungskraft wiederherstellt, kann
auf folgende Weise bereitet werden. Man gibt 100 g fein-
gehackten oder in dünne Scheiben geschnittenen Ginseng
zusammen mit ausreichend Honig in 1 Liter hochprozen-

tigen Alkohol und stellt das Ganze fünf bis sechs Wochen an einen kühlen, dunklen Platz. Dann trinkt man nach dem Abendessen oder vor dem Schlafengehen täglich 30 ml. Der Ginseng verbleibt im Wein. Ein rasches Erhöhen der Menge kann mehr schaden als nutzen und ist nicht ratsam. Im übrigen handelt es sich hier vermutlich um eines jener Ginsengtoniken, die im Westen als Aphrodisiakum bekannt sind.

Obwohl sich in alten Arzneipflanzenbüchern nur wenige Rezepte mit amerikanischem Ginseng finden, mangelt es vielen chinesischen Familien nicht an Hausmitteln. Das folgende ist eines davon.

Ein aus amerikanischem Ginseng bereiteter Tee soll bei großer Hitze und starker Sonne den *Durst* löschen und gleichzeitig die *Müdigkeit* vertreiben. Man überbrüht ein bis zwei Teelöffel Ginsengpulver mit einer Tasse kochendem Wasser und läßt den Tee dann fünf bis zehn Minuten ziehen.

Bezugsquellen: Ginsengwurzeln bekommt man in der Apotheke. Je besser die Qualität, um so wirksamer sind sie.

Gurke

Allgemeines: Gurken wachsen überall auf der Erde. Sie werden roh, gegart und eingelegt oder auch auf andere Weise zubereitet gegessen. Im Westen zieht man sie im allgemeinen als Salat vor, im Fernen Osten und insbesondere in China werden sie jedoch meist gekocht. In meiner Kindheit aßen wir Zuhause nur selten rohe Gurken und wenn, dann mußten sie zuvor gründlichst gewaschen worden sein, denn es ist eine alte chinesische Tradition, rohe Nahrungsmittel aus hygienischen Gründen möglichst zu meiden. Mittlerweile lebe ich seit 20 Jahren in Amerika und habe mich an die westliche Lebensweise gewöhnt, trotzdem ist mir heute noch nicht wohl dabei, wenn ich – vor allem außer Haus – Salat esse.

Der botanische Name der Gurke lautet *Cucumis sativus*, und sie gehört zur Familie der Kürbisgewächse. Die

Gurke ist einjährig und kriecht am Boden oder klettert an Stützen. Man nimmt an, daß sie ursprünglich aus Asien stammt, vermutlich aus dem Mittleren Osten. Nach chinesischen Quellen wurde die Gurke um 100 v. Chr. (während der Han-Dynastie) nach China eingeführt, und zwar über einen Weg, der später als Seidenstraße bekannt wurde und den auch Marco Polo benutzte. Sechs bis sieben Jahrhunderte lang trug die Gurke den Namen *hugua,* was »ausländische Melone« bedeutet, später nannte man sie auch *huanggua,* »gelbe Melone«. Dieser Name wird heute häufiger benutzt.

Die zahlreichen Sorten dieser Pflanze entwickeln Früchte (Gurken), die in Größe, Form, Farbe und Geschmack sehr unterschiedlich sind. Je nach Sorte kann die Form von beinahe rund (selten) bis länglich reichen. Manche Gurken sind überhaupt nicht bitter, andere dagegen sehr, besonders am Stielende. Manche der länglichen Gurkensorten können bis 1 m Länge erreichen, normalerweise sind Gurken jedoch zwischen 10 und 30 cm lang. Man kann sie leicht selber ziehen.

Wie die meisten Gemüse und Obstarten enthalten Gurken große Mengen Wasser (95 %). Ferner bestehen sie – unter anderem – aus etwa 1 % Eiweiß, 3 % Kohlehydraten, geringen Mengen Fett sowie Mineralstoffen und Vitaminen (z. B. Vitamin A, B und C), die jedoch nicht in ungewöhnlich hohen Konzentrationen vorkommen. Ihr bitterer Geschmack ist auf chemische Verbindungen, sogenannte Cucurbitacine zurückzuführen, die bei Versuchstieren der Entwicklung von Tumoren entgegenwirkten. In der westlichen Volksmedizin wird der Gurke harntreibende und abführende Wirkung zugeschrieben. Äußerlich angewendet soll der Saft zur Linderung von entzündeter

Haut, Verbrennungen und Reizungen sowie zur Behandlung von Sommersprossen und Falten gut geeignet sein.

Traditioneller Gebrauch: Erstmals ist der medizinische Gebrauch der Gurke im 7. Jahrhundert belegt. Die chinesische Medizin betrachtet die Gurke als kühlend, harntreibend, abführend und entgiftend. Man benutzt sie hauptsächlich zur Behandlung von übermäßigem Durst, Angina, Laryngitis, akuter Bindehautentzündung und Verbrennungen. Zuhause verwenden die Chinesen die Gurke, roh oder als Suppe gekocht, nur während der Saison im Sommer zur Erfrischung oder im Frühherbst gegen trockene Lippen und einen trockenen Hals.

In der chinesischen Medizin werden auch Blätter, Wurzeln und Triebe benutzt. Mit Blättern und Wurzeln behandelt man Durchfall und Ruhr, mit den Trieben Ruhr, Erkrankungen der Harnwege und wunde Stellen. Die Pflanzenteile werden sowohl frisch als auch getrocknet verwendet. Blätter und Wurzeln sammelt man im Sommer oder Herbst und trocknet sie in der Sonne. Die Triebe werden im Frühsommer vor oder während der Blütezeit gesammelt und im Schatten getrocknet.

Während die Gurkentriebe noch nicht lange in der chinesischen Medizin Verwendung finden (seit dem 18. Jahrhundert), gehen die Belege für die Benutzung der Blätter und Wurzeln auf das 8. beziehungsweise auf das 16. Jahrhundert zurück. Alle Teile können sowohl innerlich (als Abkochung) als auch äußerlich (als Brei) angewendet werden. Bei Einnahme beträgt die Tagesgabe von Wurzeln und Trieben 30 bis 55 g. Bei den Blättern nimmt man traditionell für ein einjähriges Kind ein Blatt (und bei älteren Kindern und Erwachsenen vermutlich mehr).

Heutiger Gebrauch: Gurkentriebe sind in China kürzlich zur klinischen Behandlung von Bluthochdruck eingesetzt worden. Ihre Wirksamkeit wird in einem Bericht aus dem Jahre 1973 bestätigt. Von 64 Patienten mit Bluthochdruck sprachen 53 auf eine Behandlung mit Tabletten aus getrockneten Gurkentrieben an. Über ein bis zwei Monate nahmen sie dreimal täglich 12,5 g davon ein. Die Nebenwirkungen waren minimal. Nur fünf Patienten spürten nach der Einnahme der Tabletten ein brennendes Gefühl im Magen. Als sie die Tabletten nach den Mahlzeiten einnahmen, verringerte es sich oder verschwand ganz.

Nach einem Bericht aus dem Jahre 1972 wurden auch Abkochungen und Auszüge von Gurkensämlingen (man entfernte die Blätter, beließ aber die Wurzeln) erfolgreich zur Behandlung von hohem Blutdruck eingesetzt. Von 62 behandelten Patienten sprachen 54 an, und bei der Hälfte sank der Blutdruck auf normale Werte.

Hausmittel: Eines der bekannteren Hausmittel, mit dem trockene Lippen behandelt werden, ist eine Suppe aus alten ausgereiften Gurken. Man kann mit dieser Suppe im Spätsommer und Frühherbst auch *Laryngitis* und *Angina* vorbeugen, indem man sie während dieser Zeit möglichst oft ißt.

In einem traditionellen Rezept zur Behandlung schmerzhafter akuter *Bindehautentzündung* wird ebenfalls eine ausgereifte Gurke verwendet. Man macht an einem Ende der Gurke eine Öffnung und entfernt Samen und Fruchtfleisch. Anschließend füllt man sie mit Glaubersalz (Natriumsulfat). Die Öffnung wird verschlossen und die gefüllte Gurke einige Wochen an einen schattigen Platz gehängt, bis sich auf der Oberfläche Kristalle bilden. Die

Kristalle werden abgekratzt, und man stellt aus ihnen eine Lösung her, die als Augentropfen verwendet wird.

Bezugsquellen: Gurken bekommt man in allen Lebensmittelgeschäften und Supermärkten. Um Blätter, Wurzeln und Triebe ernten zu können, kann man im Garten oder auf dem Balkon Gurkenpflanzen ziehen.

Hirtentäschel

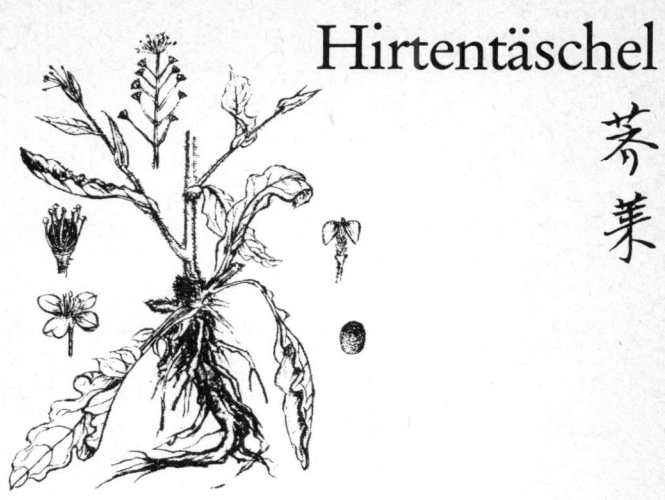

荠菜

Allgemeines: Hirtentäschel wird in vielen Teilen der Welt als Unkraut betrachtet. Seine wissenschaftliche Bezeichnung lautet *Capsella bursa-pastoris,* und es gehört zur Familie der Kreuzblütler. Im Chinesischen nennt man es *jicai.* Das Kraut ist ein- oder zweijährig und hat eine lange weiße Pfahlwurzel. Der aufrechte Stengel verzweigt sich an der Spitze stark und wird bis etwa 40 cm hoch. Die Blätter der Basalrosette sind tiefgelappt und federartig, während die stengelbürtigen Blätter speerförmig sind und mit ihren Basen die Stengel umschließen. Das Hirtentäschel blüht fast das ganze Jahr hindurch, und seine Früchte (sogenannte Schötchen) sehen wie umgedrehte, zusammengedrückte Dreiecke aus. Sie enthalten 20 bis 25 kleine Samen. Die Form der Früchte erinnert an die Lederbeutel, die die Schäfer in Europa einst bei sich trugen, und so bekam das Kraut seinen Namen.

Das Hirtentäschel ist in Europa und Asien heimisch und soll von den ersten europäischen Siedlern nach Nordamerika gebracht worden sein. In Europa, Nordamerika und China findet man es heute auf Wiesen, Brachland, Wegrändern und vielen anderen Plätzen wildwachsend, in China aber wird es als Arzneipflanze sogar angebaut.

Man hat bereits häufig chemische Untersuchungen vom Hirtentäschel gemacht und festgestellt, daß es viele biologisch wirksame Verbindungen enthält, darunter Cholin (etwa 0,2 %), Acetylcholin, verschiedene pflanzliche Säuren, Aminosäuren, Zucker, Flavonoide, Sinigrin (siehe Senf), Saponine (schäumende Glykoside) und Sitosterin. Nach den Analysen des chinesischen Zentralinstitutes für Gesundheit enthält Hirtentäschel (als Nahrungspflanze) ferner 4,24 % Eiweiß, 0,32 % Fett, 4,8 % Zucker, 1,12 % Rohfaser, Mineralstoffe (wie 0,34 % Kalium, 0,06 % Phosphor und 0,005 % Eisen) sowie Vitamine (insbesondere A, B und C).

In der westlichen Volksmedizin wird Hirtentäschel seit Jahrhunderten zur Behandlung von inneren und äußeren Blutungen wie beispielsweise starker Menstruationsblutung verwendet.

Wirkung: Versuche, die westliche und östliche Wissenschaftler während der vergangenen 50 Jahre durchgeführt haben, bestätigten, daß Hirtentäschel sowohl bei Versuchstieren als auch bei Menschen ein breites Wirkspektrum hat. Insbesondere konnte bestätigt werden, daß seine Auszüge Blutungen stillen, die Gebärmutter zusammenziehen und den Blutdruck senken. Der lange Gebrauch des Hirtentäschels als Hämostatikum in der Volksmedizin läßt sich also durchaus wissenschaftlich erklären.

Traditioneller Gebrauch: Die Verwendung von Hirtentäschel in der chinesischen Medizin ist erstmals im 6. Jahrhundert belegt. Für medizinische Zwecke wird zu Frühjahrsbeginn das ganze Kraut ausgegraben. Man wäscht Sand und Schmutz ab und trocknet es in der Sonne. Traditionell werden dem Hirtentäschel süßer Geschmack und regulierende Eigenschaften zugeschrieben. Es soll gut für die Milz sein, die Sehkraft verbessern, wassertreibend wirken und Blutungen stillen. Ferner verwendet man es bei Ruhr, Ödemen, Erkrankungen der Harnwege, Chylurie (milchiger Urin), Blutspucken, Gebärmutterblutung, blutigem Stuhlgang, starker Menstruation und schmerzenden blutunterlaufenen Augen. Die übliche Tagesgabe beträgt 9 bis 16 g. Sie wird als Abkochung, Pillen oder Pulver eingenommen. Von frischem Kraut verwendet man 30 bis 60 g, die als Abkochung eingenommen werden. Für die äußerliche Anwendung trägt man das pulverisierte oder zerriebene Kraut direkt auf die betroffenen Stellen auf.

Den Samen des Hirtentäschels werden in der chinesischen Medizin ebenfalls süßer Geschmack und regulierende Eigenschaften zugeschrieben. Auch sollen sie die Sehkraft verbessern. In erster Linie benutzt man sie jedoch zur Behandlung von Augenleiden, wie Schmerzen, Glaukom und Hornhauttrübung. Nach einem Arzneipflanzenbuch aus dem 10. Jahrhundert sollen Hirtentäschelsamen »die Sehkraft verbessern, Hornhauttrübung heilen und entgiften. Bei langfristiger Einnahme beginnt man alles schärfer zu sehen«. Die übliche Tagesgabe beträgt 9 bis 16 Gramm und wird als Abkochung eingenommen.

Die Blüten des Hirtentäschels verwendet man zur Behandlung von Ruhr und Gebärmutterblutung. Die übliche

Dosierung liegt bei 9 bis 16 g täglich. Man nimmt sie als Abkochung oder Pulver ein.

Heutiger Gebrauch: Die meisten medizinischen Anwendungsbereiche des Hirtentäschels sind seit vielen Jahrhunderten bekannt, manche gehen bis auf das 6. Jahrhundert zurück. Relativ neu ist jedoch seine Verwendung bei der Behandlung von Masern (bei Kindern). Die Wirksamkeit wurde hier kürzlich unter modernen klinischen Bedingungen bestätigt. Nach einem Bericht aus dem Jahre 1970, der aus der Provinz Jiangsu in Ostchina kommt, hat man dort das Kraut erfolgreich zur Vorbeugung von Masern eingesetzt. Man bereitete eine Abkochung aus 1 000 g des ganzen, frischen Krauts und 1 000 g Wasser, das man auf die Hälfte einkochen ließ. Von 150 Kindern, die diese Abkochung einnahmen, bekamen nur sieben Masern. Dagegen erkrankten von 130 Kindern, die die Abkochung nicht eingeommen hatten, 56.

Hausmittel: In klassischen wie in modernen Werken finden sich zahlreiche Rezepte für das Hirtentäschel. Die meisten, besonders solche aus älteren Büchern, sind relativ kompliziert. Die folgenden sind aber einfacher und recht neu. Bei *Ruhr* empfiehlt ein Rezept aus einem modernen Arzneipflanzenbuch, Hirtentäschelblätter außen rasch verkohlen zu lassen, um sie dann gemahlen und mit Wasser und Honig gemischt einzunehmen. In einem anderen Werk findet sich ein Rezept, wonach man 60 g des frischen Krauts als Abkochung einnehmen soll.
Zur Behandlung von akut *blutunterlaufenen Augen,* die stark schmerzen, empfiehlt ein Rezept aus dem 10. Jahrhundert den Preßsaft der Wurzel als Augentropfen.

Nach einem Rezept aus einem modernen Arzneipflanzenbuch aus Fujian (einer Südostprovinz) behandelt man *Masern* bei Kindern mit einer Abkochung des Hirtentäschels. Man bereitet sie aus 30 bis 60 g des frischen Krauts und drei Tassen Wasser. Ist die Flüssigkeit auf etwa eine Tasse eingekocht, wird sie getrunken.

Bei *Gebärmutterblutung* soll man nach einem Rezept aus einem Handbuch aus Jiangxi (einer Südostprovinz) 30 g frische Hirtentäschelblüten in Wasser kochen und diese Abkochung trinken. Ein anderes Rezept aus einem weiteren Handbuch schreibt für das gleiche Leiden statt dessen die Verwendung des getrockneten Krauts vor, das man ebenfalls als Abkochung einnimmt. Zur Behandlung von *Verdauungsstörungen, Magenerweiterung,* und *Appetitlosigkeit* bei Kindern empfiehlt ein Rezept aus dem gleichen Werk, 13 g getrocknetes Hirtentäschel, 9 g geröstetes Malz und 3 g Tangerinenschale zu kochen. Diese Abkochung wird getrunken.

Bezugsquelle: Hirtentäschel wächst in ganz Europa wild.

Honig

Allgemeines: Honig ist bei uns schon seit langem bekannt, und es gibt wohl kaum jemanden, der ihn noch nicht probiert hätte. Er wird auf der ganzen Welt erzeugt und hat unterschiedliche Färbungen (blaßgelb bis rötlichbraun) und Konsistenzen (dünn bis relativ dick). Für Naturkostfreunde ist der Honig ein bevorzugter Zuckerlieferant. Da er auch in der westlichen Volksmedizin schon seit Jahrhunderten verwendet wird, mangelt es uns nicht an Rezepten, die auf Honig basieren. Honig wird von bestimmten Honigbienen erzeugt, insbesondere von *Apis mellifera* und *Apis cerana.* Zusammensetzung und Geschmack des Honigs sind von Bienenart, Nahrungsquelle und Lebensraum abhängig. Normalerweise besteht Honig zu 70 bis 80 % aus Fruktose und Glukose; ferner gehören andere Zucker (wie Saccharose und Maltose) dazu, Eiweiß, organische Säuren, Enzyme, kleine Mengen Mineralstoffe und zahlreiche Vitamine. Hundert Gramm Honig haben 300 Kalorien (1 275 Joule).

Traditioneller Gebrauch: Honig heißt im Chinesischen *mitang*. Er findet sich in Shennongs Werk *Bencao gangmu* und in den meisten anderen wichtigen Arzneipflanzenbüchern Chinas. Sein Gebrauch in der chinesischen Medizin ist also seit mindestens 2 000 Jahren belegt. Dem Honig werden beruhigende, schmerzstillende, entgiftende und leicht abführende Eigenschaften zugeschrieben. Zu den häufigeren Anwendungsbereichen gehören die Behandlung von Husten, chronischer Bronchitis, Verstopfung, Magenschmerzen, Nebenhöhlenerkrankungen (mit verstopfter Nase, riechendem Nasenausfluß, Schwindel und verschwommener Sicht), Aphthen, echten Verbrennungen und Eisenhutvergiftung.

Heutiger Gebrauch: In den letzten Jahren wurde in chinesischen und japanischen Medizinzeitschriften die Wirksamkeit des Honigs für einige traditionelle Anwendungsbereiche bestätigt, darunter die Behandlung von Magen- und Zwölffingerdarmgeschwüren, echten Verbrennungen, Frostbeulen, schwer heilenden chronischen Hautgeschwüren, kleineren Wunden, Dermatitis, Ekzemen, Schnupfen und Nebenhöhlenentzündung.
Die erfolgreiche Behandlung von Magen- und Darmgeschwüren, bei der von mehreren hundert Patienten 82 % geheilt wurden, wird sowohl in einem chinesischen als auch in einem japanischen Bericht dokumentiert. Die Patienten bekamen dreimal täglich vor den Mahlzeiten 35 g frischen Honig. Nach zehn Tagen wurde die Gabe um das

anderthalb- bis zweifache erhöht. Bei einigen Patienten, die auf diese Behandlung ansprachen, verschwanden die Schmerzen bereits nach sechs Tagen, meist mußte die Behandlung jedoch über mehrere Wochen erfolgen.

Verschiedene chinesische und japanische Untersuchungen berichten auch von dem erfolgreichen Gebrauch des Honigs zur lokalen Behandlung von echten Verbrennungen, insbesondere ersten und zweiten Grades. Der Honig wurde auf einem sauberen Stoffstück verteilt und direkt auf die gereinigte Brandwunde gelegt. Dies wurde mehrmals täglich wiederholt, bis sich Schorf gebildet hatte. Dann führte man die Behandlung nur noch ein- bis zweimal täglich durch. Bei allen 85 behandelten Patienten bildete sich bereits nach zwei bis drei Tagen transparenter Schorf, der sich meist nach dem sechsten bis zehnten Tag ablöste. Darunter hatte sich neue Haut gebildet. Diese Behandlung erwies sich selbst bei solchen Patienten erfolgreich, die erst spät ins Krankenhaus aufgenommen worden waren, und deren Wunden sich bereits infiziert hatten.

Hausmittel: Wie in der westlichen Medizin gibt es auch in China viele Hausmittel, für die man Honig verwendet. Um beispielsweise *harten Stuhl* oder Verstopfung zu behandeln, werden zwei Eßlöffel Honig in einem Glas gekochtem Wasser aufgelöst. Dies trinkt man einmal täglich. Es soll vor allem älteren Leuten zu einem regelmäßigen Stuhlgang verhelfen.

Zur Behandlung von *trockenem Husten* oder einem trockenen Hals löst man zweimal täglich einen Eßlöffel Honig in einem Glas gekochtem Wasser auf und trinkt dieses. Wer in jungen Jahren *weiße Haare* bekommt, kann auf das folgende alte Rezept zurückgreifen: Man reißt die weißen

Haare aus und reibt die Haarfollikel mit etwas Honig ein. Angeblich wachsen die Haare dann in der ursprünglichen Farbe nach. Auf kleinere *Verbrennungen,* die man sich in der Küche durch spritzendes heißes Fett zugezogen hat, trägt man ein wenig Honig auf.

Bei *Magen-* und *Zwölffingerdarmgeschwüren* verwendet man 55 g Honig zusammen mit 9 g Süßholz und 6 g Tangerinenschale. Zunächst werden Süßholz und Tangerinenschale in Wasser gekocht. Dann gießt oder seiht man die Flüssigkeit ab und löst den Honig darin auf. Man teilt das Getränk in drei Portionen und trinkt diese im Laufe des Tages.

Ein Rezept zur Behandlung von *hohem Blutdruck* und *chronischer Verstopfung* empfiehlt 55 g Honig und 45 g schwarze Sesamsamen. Die Sesamsamen werden gedämpft und anschließend zerquetscht. Dann fügt man den Honig hinzu, teilt die Mischung in zwei Portionen und nimmt eine Hälfte morgens, die andere abends ein. Vor der Einnahme löst man sie in heißem Wssser auf.

Bezugsquellen: In Supermärkten, Lebensmittelgeschäften und Naturkostläden sind zahlreiche Honigsorten erhältlich.

Huflattich

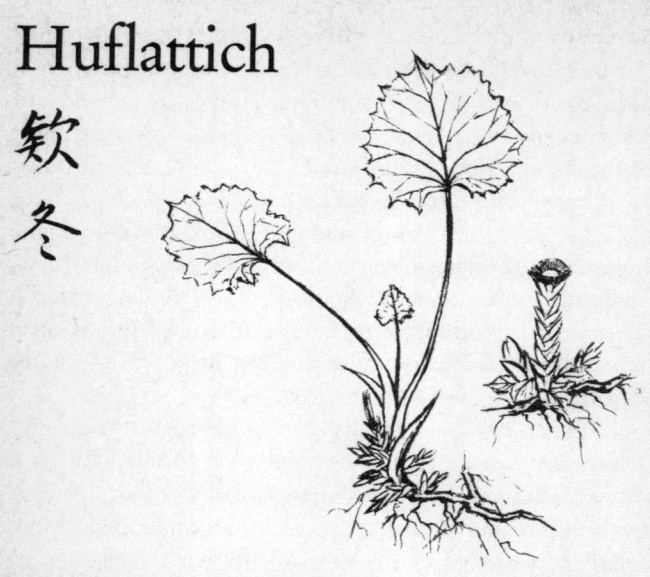

欸

冬

Allgemeines: Botanisch wird der Huflattich als *Tussilago farfara* bezeichnet. Er gehört zur Familie der Korbblütler und wächst in vielen Teilen der Welt wild. Man nimmt im allgemeinen an, daß er ursprünglich in Eurasien heimisch war, doch heute findet man ihn auch in Nordamerika und nichttropischen Regionen Chinas, wo er als *kuandonghua* bekannt ist. In vielen, vor allem den nördlichen Provinzen Chinas mit einem gemäßigten Klima wird er auch angebaut.

Der Huflattich ist ausdauernd, wird 10 bis 25 cm hoch und hat zwei unterschiedliche Blatttypen. Die größeren Blätter wachsen aus dem kriechenden Wurzelstock. Sie sind 7 bis 15 cm lang, 8 bis 16 cm breit, und haben 8 bis 20 cm lange Blattstiele. Diese Blätter sind herz- oder eiförmig und werden von ihren langen Stielen aufrecht gehalten. Blattnerven und Blattstiele von Blättern, die dicht an der Basis stehen, sind rötlich und wollig behaart. Die Blütentriebe sind ebenfalls wollig, 5-20 cm lang und mit 10 oder mehr kleinen, wechselständigen Schuppenblättern besetzt. Die Blüten haben eine gelbe Farbe. Anders als die meisten Heilkräuter blüht der Huflattich, bevor die Blätter erscheinen. In China blüht er im Februar oder März, und im April entwickelt er Samen.

Für den Gebrauch in der chinesischen Medizin werden die Blütenknospen Ende Oktober bis Ende Dezember ausgegraben, bevor sie aus dem Boden kommen. Man sammelt die Knospen, entfernt Blütenstiele und Erde und trocknet sie im Schatten.

Huflattichblüten enthalten Steroide (wie Faradiol), Glykoside (z. B. Rutin und Hyperin), Wachs, ätherisches Öl, Taraxanthin und andere Wirkstoffe.

Die Blüten und Blätter des Huflattichs werden in der westlichen Volksmedizin seit Jahrunderten für verschiedene Erkrankungen der Atemwege (z. B. Husten, Erkältungen, Bronchitis, Bronchialasthma und Heiserkeit), Durchfall, Insektenstiche, Entzündungen und Verbrennungen verwendet.

Wirkung: In den vergangenen Jahren haben chinesische Wissenschaftler festgestellt, daß eine Abkochung von Huflattichblüten hustenreizlindernd, schleimlösend und bei Versuchstieren wie Ratten, Mäusen und Kaninchen gegen Bronchialasthma wirkt.

Traditioneller Gebrauch: Der Huflattich wird in der chinesischen Medizin seit mindestens 2000 Jahren verwendet und findet sich schon in Shennongs Werk. Traditionell schreibt man ihm einen scharfen Geschmack und wärmende kräftigende Eigenschaften zu, er soll die Lungen beruhigen, Schleim lösen und Husten heilen. Er wird hauptsächlich zur Behandlung verschiedener Erkrankungen der Atemwege und Lungen verwendet, darunter langwieriger Husten, Schluckbeschwerden und Asthma. Die normale Tagesgabe beträgt 1,5 bis 9 g, und sie wird als Abkochung, Pulver oder Pillen eingenommen.

Heutiger Gebrauch: In den letzten Jahrzehnten wurde in Medizin- und Pharmaziefachblättern Chinas vom klinischen Gebrauch der Huflattichblüten berichtet.

Eine Zeitschrift für chinesische Medizin aus Shanghai berichtet über die Verwendung eines alkoholischen Auszugs zur Behandlung von pfeifendem Atem. Von 36 Patienten, die dreimal täglich 5 ml (das entspricht 6 g getrockneten Blüten) einnahmen, sprachen 19 an – acht innerhalb von zwei Tagen. Es traten jedoch Nebenwirkungen auf, unter anderem Übelkeit und Schlaflosigkeit.

Nach dem Bericht einer anderen regionalen Zeitschrift wurde zur Behandlung von Tracheitis (Entzündung der Luftröhre) ein Injektionsmittel aus Huflattichblüten und Regenwürmern (ebenfalls eine Standardarznei aus der chinesischen Medizin) verwendet. Von 68 Patienten, die 10 Tage lang behandelt wurden, zeigten bis auf vier alle Besserung, und Symptome wie Husten oder pfeifender Atem verschwanden. Gleichzeitig wurde ihr Appetit angeregt und sie konnten besser schlafen. Ferner senkte das Mittel den Blutdruck der Patienten deutlich.

Hausmittel: Unter den verschiedenen Rezepten der klassischen Werke erscheinen nur zwei relativ einfach.

Zur Behandlung von *pfeifendem Atem*, *Husten* oder *blutigem Auswurf* werden gleiche Mengen Huflattichblüten und Lilienzwiebeln (*Lilium species* – ein chinesisches Standardmittel) zu einem feinen Pulver vermahlen und mit Honig gemischt, um daraus Pillen in Murmelgröße herzustellen. Davon nimmt man täglich eine ein. Sie kann gekaut oder mit Ingwertee heruntergespült werden, am besten läßt man sie jedoch langsam im Mund zergehen. Dieses Rezept stammt aus einem klassischen Arzneipflanzenbuch des 13. Jahrhunderts. Genau das gleiche Rezept findet sich auch in einem modernen Handbuch, doch wird hier die Dosierung genauer angegeben. Man nimmt 9 g der Pillen zweimal täglich mit abgekochtem Wasser ein.

Im gleichen Buch wird für die Behandlung *chronischer Tracheitis* mit anhaltendem Husten empfohlen, einfach in Honig getauchte Blüten in eine Pfeife zu stecken und zu rauchen. Dazu mischt man fünf Teile Blüten mit einem Teil Honig, der in etwas kochendem Wasser aufgelöst wird. Die Mischung wird dann solange gebacken, bis sie nicht mehr an den Händen klebt.

Bezugsquellen: Huflattich wächst bei uns an Wegen, Gräben, Waldrändern, Hängen und vielen anderen Stellen.

Ingwer

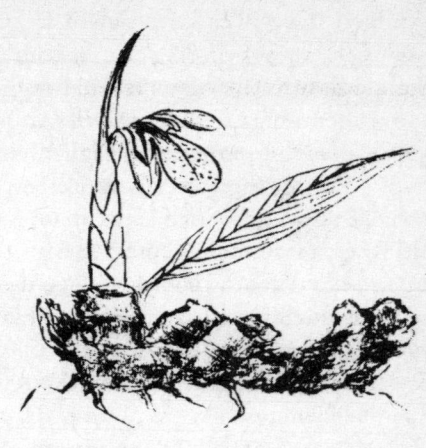

Allgemeines: Ingwer findet sowohl in der östlichen als auch in der westlichen Volksmedizin seit vielen Jahrhunderten Verwendung. Im Westen hat vermutlich manch einer erstmals Bekanntschaft mit Ingwer gemacht, als er in einem chinesischen Restaurant daraufbiß und sich fragte, ob er ihn wieder ausspucken oder ungekaut herunterschlucken sollte. Für jemanden, der nicht an ihn gewöhnt ist, hat er einen recht unangenehmen Geschmack. Selbst die Chinesen essen ihn im allgemeinen nur in Maßen und verwenden ihn meist nur in kleinen Mengen als Gewürz. Meines Wissens essen nur Frauen, die nach der Entbindung wieder zu Kräften kommen wollen, größere Mengen.

Was im allgemeinen als Ingwerwurzel bezeichnet wird, ist eigentlich ein unterirdischer Sproß. Die Pflanze wird botanisch als *Zingiber officinale* bezeichnet und gehört zur Familie der Ingwergewächse. In China heißt der frische Ingwer *shengjiang* und der getrocknete chinesische Ingwer *ganjiang*. Der Ingwer ist eine ausdauernde Pflanze mit dicken knolligen Rhizomen (unterirdischen Sprossen), aus denen sich die 1 m hohen oberirdischen Triebe entwikkeln. Sie tragen relativ große Blätter von 15 bis 30 cm Länge und etwa 2 cm Breite. Gezogene Ingwerpflanzen blühen selten.

Man nimmt an, daß der Ingwer von den Pazifischen Inseln stammt, heute baut man ihn jedoch viel in tropischen und warmen Gegenden an. Haupterzeugerländer sind China, Indien, Jamaika und Nigeria.

Sowohl frischer als auch getrockneter Ingwer dienen als Nahrungsmittel und Arznei. Getrockneter Ingwer wird jedoch in sehr viel größeren Mengen erzeugt. Man verwendet ihn für die Herstellung von Ingweröl, Extrakten und Oleoresinen. Diese werden wiederum viel als Würzstoffe für Lebensmittel, wie etwa alkoholfreie Getränke (Ginger Ale und Ingwerbier) und auch für kosmetische Produkte, beispielsweise Parfums (insbesondere orientalische Marken oder Herrenparfums) benutzt.

In der westlichen Volksmedizin wird der Ingwer hauptsächlich als Karminativum, Appetitanreger und Diaphoretikum (schweißtreibendes Mittel) verwendet.

Man hat viele chemische Substanzen im Ingwer gefunden. Zu ihnen gehören unter anderem 1 bis 3 % ätherisches Öl, scharfe oder beißende Stoffe wie Gingerole, Zingerone und Shogaole, circa 9 % Eiweiß, bis zu 50 % Stärke, 6 bis 8 % Fett, Harze, Mineralstoffe, Vitamine (insbesondere Vitamin A und Niacin), Aminosäuren und andere biologisch wirksame Stoffe. Das ätherische Öl enthält seinerseits Dutzende chemischer Verbindungen, die den Geruch des Ingwers bedingen. Der beißende, scharfe Geschmack wird durch Gingerole, Zingerone und Shogaole verursacht.

Unlängst wurden aus der frischen Ingwerwurzel auch relativ große Mengen (2,26 %) eines eiweißspaltenden Enzyms (Protease) isoliert. Wenn weitere Forschungsarbeiten erfolgreich sind, wird der Ingwer vielleicht eines Tages als Fleischzartmacher im Küchenregal stehen. Heute verwendet man dazu das Papain der Papayafrucht.

In einigen japanischen Untersuchungen wurde festgestellt, daß Ingwer starke Antioxidantien enthält, mit denen man bei Kartoffelchips, öligen und fettreichen Speisen und Keksen das Ranzig- oder Muffigwerden verhindern kann.

Wirkung: Während man im Westen einen Großteil der chemischen Untersuchungen von Ingwer durchgeführt hat, stammen die meisten biologischen Untersuchungen von chinesischen und japanischen Wissenschaftlern. Sie haben festgestellt, daß Ingwer in vielfältiger Weise auf Mikroorganismen, Tiere und Menschen wirkt. Am bekanntesten ist, daß er bei Versuchstieren (wie Hunden) gegen Erbrechen und beim Menschen gegen Übelkeit und Erbrechen hilft, wobei dafür unter anderen die Shogaole verantwortlich sind. Auch als Karminativum ist der Ingwer bekannt.

Bei Versuchen mit Ratten, die zuvor mit Cholesterin gefüttert worden waren, stellten Wissenschaftler fest, daß der Cholesterinspiegel in Blut und Leber durch Ingwerauszüge gesenkt werden konnte.

In China gab man gesunden Versuchspersonen 1 g Ingwer,

den sie kauen, aber nicht herunterschlucken sollten. Dabei stellte man fest, daß sich ihr Blutdruck vorübergehend erhöhte.

Traditioneller Gebrauch: In der chinesischen Medizin wird Ingwer entweder frisch oder getrocknet verwendet. Hier im Westen kann man die frischen Wurzeln problemlos bekommen, denn es sind die gleichen, die man auch zum Kochen verwendet. Der getrocknete Ingwer beziehungsweise das Ingwerpulver, das sich im Westen in den Küchenregalen findet, ist jedoch nicht mit dem getrockneten Ingwer *(ganjiang)* identisch, den man in der chinesischen Medizin benutzt. Letzteren gewinnt man aus dem Wurzelstock einer anderen Ingwerart. Man kann daher nicht das im Westen bekannte Gewürz als Ersatz für den in der Medizin verwendeten chinesischen Ingwer nehmen. Erstmals ist der Gebrauch von Ingwer in der chinesischen Medizin vor mindestens 2000 Jahren belegt. Im Arzneibuch des Shennong wird ihm bei langfristigem Gebrauch toxische Wirkung zugeschrieben. Traditionell ordnet man (frischem und getrocknetem) Ingwer wärmende, schweißtreibende Eigenschaften zu, und er soll gegen Übelkeit und Erbrechen helfen. Ferner soll er schleimlösend wirken und Magen und Darm anregen. Zu den häufigeren medizinischen Anwendungsbereichen des Ingwer gehören die Behandlung von Erkältungen, Übelkeit, Erbrechen, pfeifendem Atem, verstopfter Nase, aufgetriebenem Leib, Durchfall und Vergiftungen durch Eisenhut und bestimmten anderen Drogen sowie Nahrungsmitteln (z. B. Krabben und Fisch).

Am häufigsten wird Ingwer – in kandierter oder eingelegter Form – in der Volksmedizin aber vielleicht dazu gebraucht, »Reisekrankheit« zu behandeln. Aus diesem Grund ißt man auf Reisen mit Auto oder Schiff bei Bedarf kleine Ingwerstücke. Ich erinnere mich gut daran, daß uns während meiner Kindheit in Hongkong Verwandte vom Lande besuchten, die stets eingelegten Ingwer, Tiger Balm und »White flower oil« bei sich hatten. In den Bussen roch es immer stark nach diesen Mitteln.

Obwohl Ingwer gelegentlich zusammen mit Alaun (Kaliumaluminiumsulfat) auch äußerlich angewendet wird, um Hämorrhoiden, wunde Stellen und Furunkel zu behandeln, soll er bei längerer Einnahme diese Leiden noch verschlimmern. Ferner sollte er nicht von Schwangeren eingenommen werden, selbst wenn es zu Übelkeit und Erbrechen kommt.

Die normale Tagesdosis beträgt bei getrocknetem und frischem Ingwer 3 bis 9 g. Frischer Ingwer wird meist als Preßsaft, als Brei oder in Wasser gekocht angewendet. Aus getrocknetem Ingwer bereitet man in der Regel eine Abkochung.

Heutiger Gebrauch: Die oben beschriebenen traditionellen Anwendungsbereiche des Ingwers haben sich über die Jahrhunderte erhalten. Darüber hinaus empfehlen ihn moderne Arzneipflanzenbücher und Medizin- oder Pharmaziefachblätter für die Behandlung von aufgesprungenen Händen, Hämorrhoiden, Kahlheit, rheumatischen Schmerzen, schmerzhafter Darmhernie, Magen- und Zwölffingerdarmgeschwüren, Malaria, akuter Bakterienruhr, akuter Hodenentzündung und Pflanzendrogenvergiftung (beispielsweise durch Eisenhut oder Rhododendron). Insbesondere bei Malaria, rheumatischen Schmerzen und Pflanzendrogenvergiftungen soll er gut helfen.

Die Wirksamkeit von Ingwer wurde kürzlich auch in *The Lancet,* einer bekannten Fachzeitschrift für Medizin in Großbritannien, bestätigt.

Hausmittel: In klassischen wie in modernen Werken Chinas finden sich zahlreiche Ingwerrezepte. Hier sollen nur einige Beispiele folgen.

Zur Behandlung von *Husten, pfeifendem Atem* und durch Erkältungen bedingter *Verschleimung* wird in einem Rezept aus Kanton der Ingwer zusammen mit Schwarzen Bohnen verwendet. Man nimmt dazu ein etwa 120 g schweres Stück Ingwer und schnetzelt es mit einem Hackmesser. Dann gibt man den Ingwer und eine kleine Menge Bohnen (30 g) in eine heiße Bratpfanne und läßt sie unter Rühren leicht bräunen. Man fügt zwei Tassen Wasser hinzu und läßt die Flüssigkeit auf etwa eine Tasse einkochen. Diese scharfe Suppe wird noch heiß vor dem Schlafengehen getrunken. Man wird daraufhin heftig schwitzen und ist am nächsten Tag angeblich wieder gesund.

Bei allgemeiner Mattigkeit nach einer Entbindung, insbesondere nach der Geburt des ersten Kindes, wird frischer Ingwer zusammen mit Schweinefüßen und ganzen Eiern in »süßem Essig« gedämpft. Dieses Gericht ißt man meist über einen Zeitraum von mehreren Wochen. Man verwendet dafür immer junge Wurzeln, weil alte zu scharf sind. Dieses Rezept ist besonders bei den Kantonesen sehr beliebt.

Um schlecht heilende *wunde Stellen* und *Hämorrhoiden* zu behandeln, schneidet man den Ingwer mit Schale in große Stücke, bedeckt ihn mit Alaun und röstet ihn. Dann wird er zu einem feinen Pulver vermahlen und direkt auf die betroffenen Stellen aufgetragen. Dieses Pulver benutzt man auch bei *Zahnschmerzen*. Man bringt es direkt auf den schmerzenden Zahn auf.

Zur Behandlung von *Kahlheit* empfiehlt ein Rezept aus der Provinz Guizhou frischen Ingwer zu zerstampfen, den Brei zu erwärmen und ihn direkt auf die kahle Fläche aufzutragen. Zwei bis drei Anwendungen sollen ausreichen. Ich habe da meine Zweifel.

Bezugsquellen: Frischen Ingwer bekommt man häufig in Gemüse- und Lebensmittelgeschäften.

Knoblauch

大蒜

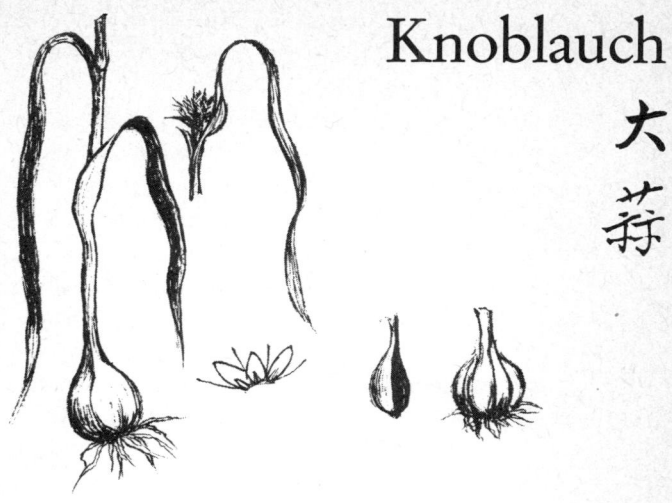

Allgemeines: Der Nutzen des Knoblauchs ist hierzulande schon in vielen Büchern und Artikeln gepriesen worden, und würde er nicht so durchdringend riechen, er wäre sicher bald ein ebenso häufig gebrauchtes Mittel wie das Aspirin.

Der wissenschaftliche Name des Knoblauchs lautet *Allium sativum,* und er gehört zur Familie der Liliengewächse. In China nennt man ihn *dasuan* oder auch *husuan,* wobei *hu* auf seine westliche Herkunft hinweist (siehe Koriander). Der Knoblauch ist eine ausdauernde Pflanze mit intensivem Geruch und langen, flachen Blättern, die bis zu 2,5 cm breit werden können. Der Blütentrieb kann 1,20 m Höhe erreichen. Die Zwiebel besteht aus mehreren Teilen, oder Zehen, die von einer dünnen weißen oder violettgefärbten, membranartigen Haut umgeben werden. Sie hat einen Durchmesser von 3 cm und mehr. Knoblauch ist in Europa und Zentralasien heimisch, wächst heute aber auch in Nordamerika und anderen Teilen der Erde. Überall zieht man ihn in erster Linie als Gewürz. Die Zwiebeln werden im Sommer, nachdem das Laub gewelkt ist, geerntet und, sofern notwendig, im Schatten getrocknet.

Frischer Knoblauch enthält unter anderem etwa 0,2 % ätherisches Öl (Knoblauchöl), Alliin, Alliinase (ein Enzym, das das Alliin spaltet), Mineralstoffe (wie Kalzium, Phosphor, Eisen und Kalium) und Vitamine (wie Thiamin, Riboflavin, Niacin und Vitamin C). Nach einem Bericht der Chinesischen Akademie der Wissenschaften besteht chinesischer Knoblauch aus 70 % Wasser, 23 % Kohlehydraten, 4,4 % Eiweiß, 1,3 % Asche, 0,7 % Rohfaser und 0,2 % Fett. Im Vergleich dazu enthält amerikanischer Knoblauch – nach Zahlen des amerikanischen Landwirtschaftsministeriums – 61,3 % Wasser, 30,8 % Kohlehydrate, 6,2 % Eiweiß, 1,5 % Asche, 1,5 % Rohfaser und 0,2 % Fett. Der Vitamin- und Mineralstoffgehalt des amerikanischen Knoblauchs ist im allgemeinen auch höher als der des chinesischen.

Knoblauchöl enthält Allicin und andere schwefelhaltige chemische Verbindungen wie etwa Allylpropyldisulfid, Diallyldisulfid und Diallyltrisulfid. Das Allicin ist ein Spaltprodukt des Alliins und im wesentlichen für Geruch und Geschmack des Knoblauchs verantwortlich. Normalerweise sind Alliinase und Alliin in der Knoblauchzwiebel voneinander getrennt, doch wenn die Zehen zerschnitten oder zerdrückt werden, kommen die beiden Substanzen zusammen, und die Alliinase wandelt das Alliin (eine nichtätherische geruchlose Aminosäure) in Allicin (eine beißende ätherische Schwefelverbindung) um.

In der westlichen Volksmedizin wird Knoblauch seit langem zur Behandlung verschiedener Krankheiten wie Arteriosklerose, hohem Blutdruck, Erkältungen, Husten, chronischer Bronchitis, Ohrenschmerzen, Zahnschmerzen, Hysterie, Schuppen und Madenwürmern verwendet. Darüber hinaus benutzt man ihn frisch, pulverisiert oder auch als Öl in der Küche beziehungsweise als Würzstoff in der Lebensmittelindustrie.

Wirkung: Knoblauch hat ein breites Wirkspektrum, das in Ost und in West in vielen wissenschaftlichen Abhandlungen beschrieben wurde. Obwohl nicht alle wirksamen Bestandteile des Knoblauchs bekannt sind, nimmt man an, daß dafür in erster Linie die ätherischen schwefelhaltigen Verbindungen, insbesondere Allicin, Diallyldisulfid und Diallyltrisulfid verantwortlich sind. Allicin hemmt bereits bei einer Konzentration von nur 1 zu 100000 (oder: ein Tausendstel von einem Prozent) die Entwicklung verschiedener Bakterien, Pilze und krankheitserregenden Amöben.

Heute ist allgemein bekannt, daß Knoblauch (Öl, Saft oder Extrakt) bakterizid und fungizid wirkt. Manche Mikroben werden gehemmt, andere abgetötet. Knoblauch tötet auch Amöben und Trichomonaden ab, die Amöbenruhr beziehungsweise Trichomoniase (Parasitenbefall der weiblichen Geschlechtsorgane) verursachen.

Sowohl westliche als auch östliche Wissenschaftler haben festgestellt, daß Knoblauch und sein wäßriger Auszug, wenn man sie Mäusen und Ratten füttert, die Bildung oder Entwicklung von experimentell induzierten Tumoren hemmen beziehungsweise verhindern. Außerdem senken Knoblauch und Knoblauchöl bei Kaninchen den Blutzuk-

kerspiegel, bei Kaninchen und Menschen den Cholesterinspiegel und bei Tieren und Menschen den Blutdruck.
Sie beugen auch Arteriosklerose vor.

Trotz dieser vielen guten Eigenschaften kann Knoblauch
bei manchen Menschen aber auch Blasen, Reizungen oder
Dermatitis (insbesondere Ekzeme) hervorrufen. Diese
schädlichen Wirkungen sind weitgehend auf die schwefelhaltigen Verbindungen zurückzuführen, die im Knoblauchöl enthalten sind.

Traditioneller Gebrauch: Erstmals ist der Gebrauch
von Knoblauch in der chinesischen Medizin im frühen 6.
Jahrhundert belegt. Seitdem wurde er in allen wichtigen
Arzneipflanzenbüchern erwähnt, und heute gehört er zu
den offizinellen Arzneimitteln, die in der Pharmakopöe
der Volksrepublik China aufgeführt sind.

Nach Li Shizhen wurde der Knoblauch vor etwa 2 000 Jahren während der Han-Dynastie zusammen mit dem Koriander nach China eingeführt.

Knoblauch wird ein scharfer Geschmack zugeschrieben,
er soll leicht giftig sein, wärmende Eigenschaften besitzen
und Milz, Magen und Lungen gut bekommen. In der chinesischen Medizin verwendet man ihn hauptsächlich als
Antibiotikum und entzündungshemmendes Mittel zur
Behandlung von Bakterien- und Amöbenruhr, Karbunkeln und Erkältung. Ferner bei Keuchhusten, Parasiten,
Lungentuberkulose, Bauchschmerzen, Nasenbluten,
Schlangenbissen und Insektenstichen. Die übliche Tagesgabe liegt zwischen 4,5 und 15 g. Sie wird roh oder gekocht gegessen oder als Abkochung eingenommen. Zur
äußerlichen Anwendung zerdrückt man den Knoblauch
meist und trägt ihn auf die betroffenen Stellen auf.

Heutiger Gebrauch: Während der letzten Jahrzehnte sind in China auf regionaler wie auf nationaler Ebene in medizinischen und pharmazeutischen Fachzeitschriften zahlreiche Berichte über klinische Untersuchungen des Knoblauchs erschienen. Man wendete ihn erfolgreich zur Behandlung verschiedener Krankheiten wie Amöben- und Bakterienruhr, Pneumokokkenpneumonie, Keuchhusten, Diphtherie, infektiöser Hepatitis, Trachom, eitriger Mittelohrentzündung, überempfindlichen Zähnen, Candidiasis (eine Pilzinfektion), Tinea capitis und akuter Bindehautentzündung an.

Aus Knoblauch gewonnenes Allicin ist heute in China in Form von Kapseln und Injektionsmitteln erhältlich, mit denen Bakterien- und Pilzbefall behandelt werden können. Außerdem verwendet man es zur Senkung des Fettspiegels im Blut, um Arteriosklerose vorzubeugen.

Hausmittel: Die Nordchinesen verwenden den Knoblauch recht häufig, die Südchinesen mögen ihn dagegen gar nicht, denn ihnen sind die Körperausdünstungen, die er zur Folge hat, unangenehm. Ich erinnere mich, daß wir die Nordchinesen immer wegen ihrer Widerstandsfähigkeit gegen Erkältungen beneideten, aber wir machten auch Witze über sie und sagten, man könne einen Nordchinesen Meilen gegen den Wind an seinem Knoblauchgeruch erkennen.

Es herrscht aber sicher kein Mangel an Knoblauchrezepten, von denen hier nun einige folgen.

Für *Nasenbluten,* das nicht aufhört, wird der Knoblauch in einem klassischen Rezept zur äußerlichen Anwendung empfohlen. Nach dem Entfernen der Haut wird eine Knoblauchzehe zu Brei zerrieben und dieser zu kleinen

Fladen in der Größe eines 2-Mark-Stückes geformt. Wenn das rechte Nasenloch blutet, klebt man einen solchen Fladen mitten auf die rechte Fußsohle, blutet das linke Nasenloch, auf die linke Fußsohle. Bluten beide Nasenlöcher, wird für jede Fußsohle ein Fladen benutzt. Dieses Mittel soll rasch helfen, auch wenn es keinen modernen klinischen Bericht aus China gibt, der diese Behauptung stützt.

Zur Behandlung von *Durchfall* empfiehlt ein Rezept aus dem 7. Jahrhundert, man solle einfach zerdrückten Knoblauch auf die Fußsohlen oder den Nabel kleben.

In manchen chinesischen Haushalten wird Knoblauchwein bereitet, den man für die kalte Jahreszeit parat haben sollte. Man weicht drei geschälte Knoblauchzwiebeln von jeweils etwa 30 g mindestens einen Monat lang in 180 ml Reiswein ein. Wenn man sich dann erkältet, trinkt man vor dem Schlafengehen 15 ml (etwa einen Eßlöffel voll) dieses Weines. Um den unangenehmen Geschmack zu mildern, kann man – direkt vor der Einnahme – Zucker in kochendem Wasser auflösen und dieses Zuckerwasser mit dem Knoblauchwein mischen. Das Mittel soll sehr wirksam sein.

Zur Behandlung schmerzhafter *Schlangenbisse* und *Insektenstiche* oder *-bisse* zerdrückt man eine Knoblauchzehe und reibt damit vorsichtig die betroffene Stelle ein.

Wenn ein Kind unter *Husten* leidet, und deshalb nachts nicht schlafen kann, dann schneidet man eine Knoblauchzehe entzwei und reibt seinen Hals vorsichtig mit den Schnittstellen ein. Dadurch wird der Husten gelindert, und das Kind kann ruhig schlafen. Aller Wahrscheinlichkeit nach ist dieses Mittel auch für Erwachsene geeignet. Für die Behandlung von *Hühneraugen* empfiehlt ein modernes Rezept die Verwendung von Knoblauch und Winterzwiebeln. Man nimmt jeweils eine Zwiebel und zerdrückt sie beide zu einem Brei. Von diesem Brei streicht man nun etwas auf das Hühnerauge. Zum Schluß klebt man Folie oder etwas Ähnliches darüber oder wickelt etwas darum. Nach zwei oder drei Tagen muß frischer Brei aufgetragen werden. Manche Hühneraugen verschwinden nach zwei Behandlungen, öfter als viermal sollte man sie aber nicht wiederholen. Wenn Reizungen auftreten, muß die Behandlung sofort abgebrochen werden.

Bezugsquellen: Knoblauch gibt es in Gemüsehandlungen und Supermärkten.

Koriander

芫

荽

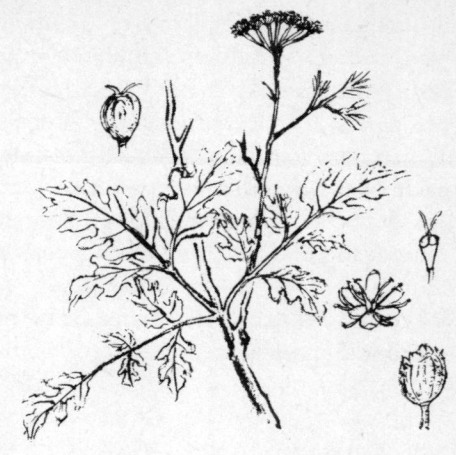

Allgemeines: Koriander heißt im Chinesischen *husui*. *Hu* bedeutet »ausländisch« und weist auf die ausländische beziehungsweise westliche Herkunft (Mittlerer Osten und Europa) hin. Er wurde vor etwa 2000 Jahren während der Han-Dynastie nach China eingeführt. Wenn man ihn als Gewürz gebraucht, nennt man ihn oft auch *yansui*. Botanisch wird der Koriander als *Coriandrum sativum* bezeichnet, und er gehört zur Familie der Doldengewächse. Er ist zwar in Europa und Westasien heimisch, wird heute aber in vielen Teilen der Welt angebaut, wie beispielsweise in Indien und auf dem ganzen amerikanischen Kontinent. Der Koriander ist einjährig und wird 30 bis 100 cm hoch. Im Frühjahr kann man ihn leicht aus Samen ziehen. Sowohl für Speisen als auch für medizinische Zwecke benutzt man – im Westen und in China – die ganze Pflanze.

Die getrockneten reifen Früchte, oder Koriandersamen, werden in der Küche und in der Lebensmittelindustrie unter anderem als Aromastoff für Süßigkeiten, Backwaren, Puddings und Fleischprodukte verwendet. Auch für Gin und Wermut nimmt man sie. Korianderöl wird für Parfum, Seife, Creme und Lotion sowie als Aromastoff für Tabak und pharmazeutische Präparate benutzt.

In der spanischen Küche sind die jungen Korianderblätter als Cilantro bekannt und in der chinesischen Küche als Chinesische Petersilie, doch sie haben nichts mit der bekannten Petersilie zu tun, die man auf dem Markt, im Gemüseladen oder in Supermärkten bekommt. In Geschmack und Eigenschaften unterscheiden sich die beiden Pflanzen erheblich voneinander. Die meisten Amerikaner und Europäer haben vermutlich Koriandersamen im Gewürzregal stehen, und die Blätter sind vielen wahrscheinlich aus chinesischen und spanischen Gerichten bekannt, doch nur wenige werden wissen, daß die beiden Gewürze von einer Pflanze stammen.

Koriandersamen enthalten gewöhnlich etwa 1 % ätherisches Öl (Korianderöl), bis zu 26 % Fett, 10 % Stärke, 20 % Zucker, 12 % Eiweiß, Tannine, Flavonoidglykoside, Chlorogen- und Kaffeesäure und viele andere biologisch wirksame Inhaltsstoffe wie Vitamine (z. B. Niacin, Riboflavin und Thiamin) und Mineralstoffe (insbesondere Kalium und Kalzium).

Korianderblätter enthalten weniger ätherisches Öl und weniger Fett (5 %), aber mehr Eiweiß (22 %) als Koriandersamen, sowie andere Inhaltsstoffe, die auch in den Koriandersamen zu finden sind.

In der westlichen Volksmedizin werden Koriandersamen seit mehreren tausend Jahren als Krampfmittel, Appetitförderer, Karminativum und Stomachikum verwendet. Bei äußerlicher Anwendung behandelt man mit ihnen Rheumatismus und Gelenkschmerzen.

Traditioneller Gebrauch: Die Verwendung von Koriander in der chinesischen Medizin ist seit 600 belegt. Damals wurden die ganze Pflanze (einschließlich Wurzeln) und die Samen benutzt. Beide sollen die Verdauung fördern und Masern heilen.

Das Korianderkraut (die ganze Pflanze mit Wurzeln) soll auch Lungen und Milz gut bekommen. Am häufigsten benutzt man es zur Behandlung von Masern (um den Krankheitsverlauf zu beschleunigen), bei Verdauungsbeschwerden und Magenschmerzen. Nach Arzneibüchern aus dem 7. und 8. Jahrhundert kann langfristiger Gebrauch von Koriander jedoch Gedächtnis und Sehkraft beeinträchtigen. Für die innerliche Anwendung kocht man ihn zumeist in Wasser und trinkt diese Abkochung. Die übliche Tagesgabe beträgt 9 bis 15 g des getrockneten Krauts beziehungsweise 30 bis 60 g des frischen Krauts.

Reife, in der Sonne getrocknete Koriandersamen sollen Blutungen stillen, Schleim lösen und vor und/oder während des Kochens Fischgerüche tilgen. Man verwendet sie hauptsächlich zur Behandlung von Hämorrhoiden, Pokken, Ruhr, Masern, Verdauungsstörungen, Verstopfung und Analprolaps. Ferner nimmt man sie bei Übelkeit, Magenschmerzen und Hernie. Um Zahnschmerzen zu lindern, spült man den Mund mit einer Abkochung. Bei innerlicher Anwendung beträgt die Tagesgabe 6 bis 12 g, und sie wird als Abkochung oder Pulver eingenommen. Für die äußerliche Anwendung gilt eine Abkochung, mit der man gurgelt oder die erkrankten Stellen abtupft.

Hausmittel: Zur Behandlung von *Zahnschmerzen* wird ein aus Koriandersamen hergestelltes Mundwasser benutzt. Man nimmt etwa 9 g Samen auf 5 l Wasser, kocht dieses auf circa einen Liter ein und gurgelt mit dieser Abkochung bei Bedarf.

Nach einem Rezept aus Kanton soll man zur Behandlung von *schlechtem Atem, riechendem Urin* und *Geruch des weiblichen Genitale* aus frischen Koriandersamen eine Suppe bereiten. Sie ist einer typischen chinesischen Gemüsesuppe sehr ähnlich. Man kocht etwas Fleisch (60 g) einige Minuten lang in zwei Tassen Wasser, bis es gerade gar ist. Dann gibt man etwa 90 g Koriander mit Wurzeln dazu und kocht das Ganze nochmals einige Minuten. Nach dem Würzen (z. B. mit Salz und Pfeffer) wird die Suppe gegessen. Dieses Mittel kann über einen Zeitraum von mehreren Tagen eingenommen werden.

Zur Behandlung von *Hämorrhoiden* erhitzt man 6 bis 12 g Koriandersamen unter Rühren in einer Pfanne, bis sie braun geworden sind, und vermahlt sie dann zu einem feinen Pulver, das mit Wein gemischt eingenommen wird.

Bezugsquellen: Koriandersamen sind als Gewürz in Lebensmittelgeschäften erhältlich, Korianderpflanzen können auch im Garten oder in einem Kübel gezogen werden.

Löwenzahn

蒲公英

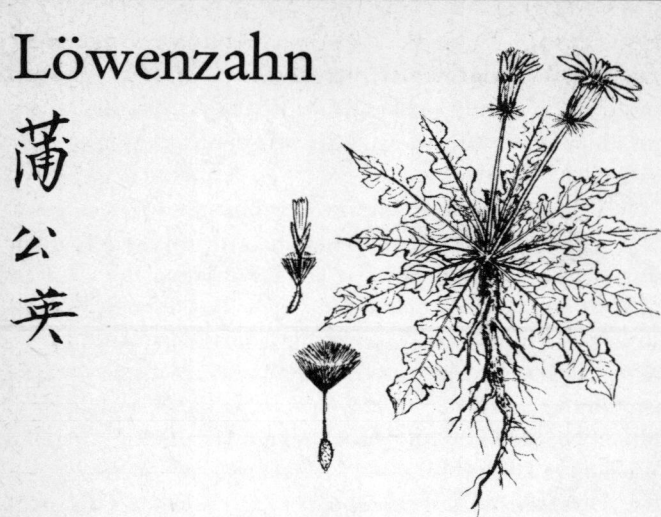

Allgemeines: Vom Löwenzahn, der auch Gemeine Kuhblume genannt wird, gibt es viele verwandte Arten, die man in der Gattung *Taraxacum* (Kuhblumen) zusammengefaßt hat. Sie gehören zur Familie der Korbblütler. Der Löwenzahn trägt die botanische Bezeichnung *Taraxacum officinale* und ist in Europa heimisch, wo man ihn heute überall findet. Die meisten Gärtner betrachten den Löwenzahn als Unkraut und lästige Plage. Sein chinesisches Gegenstück, *Taraxacum mongolicum*, das in den meisten Gegenden Chinas wächst, heißt im Chinesischen *pugongying*. Neben diesen beiden Kuhblumen werden noch andere Arten in der Volksmedizin gebraucht.

Sowohl der europäische Löwenzahn als auch die chinesische Kuhblume sind winterhart und ausdauernd. Sie werden 25-45 cm hoch, letzteres ist die kleinere Art. Sie haben tiefgehende Wurzeln und eingeschnittene lanzettliche Blätter, die eine Basalrosette bilden. Ihre gelben Blüten stehen an langen Stielen. Beide Pflanzen enthalten einen weißen Milchsaft.

Westliche Wissenschaftler haben in den letzten 70 Jahren umfangreiche chemische Untersuchungen vom Löwenzahn gemacht. Die Chinesen begannen damit bei der chinesischen Kuhblume erst vor zehn Jahren, obwohl sie schon viel früher dazu in der Lage gewesen wären. Sie stellten fest, daß sie chemische Verbindungen wie Cholin, Taraxasterin, Inulin und Pektin enthält, die man zuvor bereits beim Löwenzahn gefunden hatte. Auch dies beweist ihre enge Verwandtschaft.

Im Löwenzahn finden sich viele biologisch wirksame Inhaltsstoffe. Die Wurzel enthält unter anderem Triterpene (Taraxin, Taraxerin, Taraxasterin, β-Amyrin usw.), Sterine (Stigmasterin und Sitosterin), Cholin, etwa 25 % Inulin, Zucker, Pektin, Phenol, Kautschuk, Harze und Vitamine. Die Blätter und Blüten enthalten zahlreiche Karotinoide. Nach Analysen des amerikanischen Landwirtschaftsministeriums sind die Blätter vor allem reich an Vitamin A. Darüber hinaus enthalten Löwenzahnblätter auch die Vitamine B, C und D.

In Europa und Amerika verwendet man in der Volksmedizin und für pharmazeutische Zwecke die getrocknete Wurzel und den Wurzelstock. Sie werden zu Frühjahrsbeginn oder im Herbst ausgegraben, wenn die Pflanzen ruhen. In der chinesischen Medizin wird die ganze getrocknete Pflanze (grüne Teile und Wurzeln) benutzt. Man sammelt sie gewöhnlich im Frühjahr oder Frühsommer kurz vor oder zu Beginn der Blüte.

In der westlichen Volksmedizin wird die Löwenzahnwurzel seit vielen Jahrhunderten als Abführmittel, Tonikum und Diuretikum sowie zur Behandlung verschiedener Erkrankungen der Leber, Gallenblase und Nieren verwendet. Ihre Extrakte benutzt man häufig für pharmazeutische Präparate (z. B. Toniken, Abführmittel, Diuretika und Mittel zur Raucherentwöhnung) und auch als Aromastoffe für Lebensmittel. Die geröstete Löwenzahnwurzel und ihre Extrakte werden als Kaffee-Ersatz verwendet. Löwenzahnblätter kann man als Salat oder Gemüse essen, und Löwenzahnblüten eignen sich zur Weinbereitung. Kurzum – die ganze Pflanze ist nützlich, und man sollte sie nicht nur als Unkraut oder Plage betrachten.

Wirkung: Chinesische Wissenschaftler haben festgestellt, daß der frische Preßsaft der chinesischen Kuhblumenblätter sowie Kuhblumenauszüge stark bakterizid wirken. Es sind aber auch allergische Reaktionen (z. B. Kontaktdermatitis) auf den Löwenzahn bekannt.

Traditioneller Gebrauch: In der traditionellen chinesischen Medizin ist der Gebrauch der chinesischen Kuhblume erstmals Mitte des 7. Jahrhunderts zur Zeit der Tang-Dynastie belegt. Nach einem Arzneibuch *(Tang bencao)* aus dieser Periode hat die Kuhblume ... »gelbe Blüten, beim Zerdrücken tritt ein weißer Saft aus, und sie wird von jedermann gegessen«. Zu jener Zeit muß sie also ein gebräuchliches Gemüse gewesen sein.

Traditionell schreibt man der Kuhblume sowohl bitteren als auch süßen Geschmack und kühlende Eigenschaften zu. Sie kann Hitze vertreiben, Entzündungen lindern und den Körper entgiften. In der Pharmakopöe der Volksrepublik China ist die chinesische Kuhblume als offizinelles

Arzneimittel zur Behandlung von akuter Mastitis, Karbunkeln, wunden Stellen, chronischer Gastritis und Infektionen der Harnwege geführt. Ferner benutzt man sie für Krankheiten wie Hepatitis, akuter Bronchitis, akuter Mandelentzündung, fiebrigen Erkältungen und Parotitis (Mumps). Die normale Tagesgabe beträgt als Abkochung eingenommen 9 bis 30 g. Bei Verwendung von frischem Kraut verdoppelt man die Menge.

Heutiger Gebrauch: In den letzten Jahren wurden die traditionell anerkannten entgiftenden und Hitze vertreibenden (kalten) Eigenschaften der chinesischen Kuhblume damit begründet, daß sie Infektionen entgegenwirken kann. Viele Berichte, die in nationalen wie regionalen Medizin- und Pharmaziejournalen erschienen, haben den erfolgreichen klinischen Einsatz der chinesischen Kuhblume bei der Behandlung verschiedener Infektionskrankheiten dokumentiert. Sie wurde als Pulver, wäßriger und alkoholischer Auszug oder frischer Saft verwendet. Am wirksamsten erwies sie sich bei Infektionen der oberen Atemwege, akuter und chronischer Bronchitis, Lungenentzündung, infektiöser Hepatitis, Infektionen der Harnwege, akuter Mastitis, akuter Pankreatitis, Blinddarmentzündung und Dermatitis sowie zur Vorbeugung postoperativer Infektionen. In manchen Bereichen hat sie moderne Antibiotika ersetzt, und ihr Vorteil ist, daß sie weniger Nebenwirkungen hervorruft. Es kam lediglich zu Nebenwirkungen wie Magenverstimmungen oder Schwindelgefühl, doch sie verschwanden nach Ende der Behandlung vollständig.

Hausmittel: Sowohl in traditionellen als auch modernen Heilpflanzenbüchern finden sich zahlreiche Rezepte für die Kuhblume, meist braucht man aber auch noch viele andere Pflanzen für die Mittel. Die folgenden gehören zu den einfacheren Rezepten. Als Ersatz für die chinesische Kuhblume kann auch Löwenzahn verwendet werden, da die beiden viele gemeinsame Eigenschaften haben. Sofern nicht anders angegeben, verwendet man die ganze Pflanze.

Zur Behandlung von *Mastitis* (Brustdrüsenentzündung) schreibt ein Rezept aus einem modernen Handbuch vor, einfach 30 g Löwenzahn mit drei großen Tassen Wasser auf etwa die Hälfte einzukochen. Dann wird die Flüssigkeit abgeseiht oder abgegossen und getrunken. Dieses Rezept eignet sich auch für die Behandlung von *Gallenblasenentzündung*.

Für *Mumps* findet sich im gleichen Werk folgendes Rezept. Man kocht 15 g Löwenzahn in zwei Tassen Wasser, bis die Flüssigkeit auf etwa die Hälfte eingekocht ist. Wieder wird die Flüssigkeit abgegossen oder abgeseiht und getrunken.

Nach einem traditionellen Rezept nimmt man zur Behandlung *wunder Stellen*, die nicht heilen wollen, *Schlangenbissen* oder *Insektenstichen* einen Brei aus frischem Löwenzahn, der direkt auf die betroffenen Stellen aufgetragen wird.

Ein modernes Rezept zur Behandlung von *Magen-* und *Zwölffingerdarmgeschwüren* empfiehlt die Verwendung der Löwenzahnwurzel. Diese wird zu Pulver vermahlen und dreimal täglich nach den Mahlzeiten eingenommen. Die Dosis beträgt jeweils 1,5 g.

Zur Behandlung *blutunterlaufener Augen* (die nicht durch Alkohol oder Schlafmangel bedingt sind) schreibt ein

Hausmittel aus Kanton die Verwendung von Löwenzahn und Zikadenpanzern (ebenfalls eine bekannte chinesische Arzneidroge) vor. Man kocht 60 g frischen Löwenzahn und 6 g Zikadenpanzer bei kleiner Hitze in drei großen Tassen Wasser, bis die Flüssigkeit etwa auf die Hälfte eingekocht ist. Davon trinkt man am Abend vor dem Schlafengehen eine Tasse, der Rest wird äußerlich angewendet. Man legt einen angefeuchteten Wattebausch etwa eine halbe Stunde lang auf die geschlossenen Augen. Die Behandlung soll nach wenigen Tagen Wirkung zeigen. Man wendet sie auch bei *Augenentzündungen* (etwa des Augapfels oder der Bindehaut) an.

Bezugsquellen: Löwenzahn findet man überall im Freien (auf Wiesen, Brachland usw.).

Mais

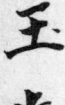

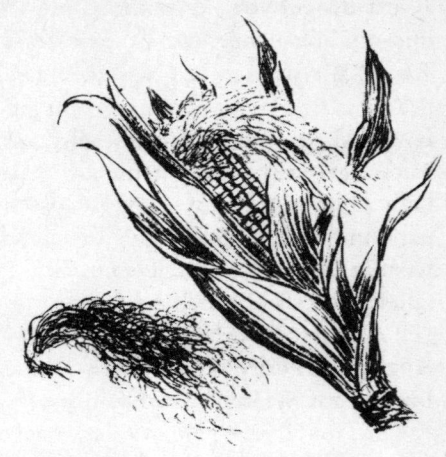

Allgemeines: Mais wird heute in vielen Teilen der Erde angebaut und gegessen. Man nimmt an, daß er ursprünglich in der Neuen Welt heimisch war und von den amerikanischen Indianern schon vor vielen Jahrhunderten kultiviert wurde. Sein wissenschaftlicher Name lautet *Zea mays*, und er gehört zur Familie der Gräser. Heute gibt es von ihm viele Zuchtformen. Er ist einjährig und wächst aufrecht. Die meisten seiner Wurzeln entspringen direkt über der Erde. Mais wird bis zu vier Meter hoch, und man baut ihn hauptsächlich wegen seiner Körner an, die man jung als Gemüse ißt und ausgereift zu Getreideflocken verarbeitet oder als Viehfutter verwendet. Da sein Anbau einfach ist, zieht man ihn sogar im Hausgarten. Die Körner sitzen an der sogenannten Spindel, und zusammen bilden sie den Maiskolben, der von einer Spatha umschlossen wird. Oben schauen die langen, schlanken Griffel und Narben des Stempels heraus, die wie ein Bart aussehen. In China nennt man sie *yumixu*, was »Maisbart« bedeutet. Diese »Fäden« werden bis zu 30 cm lang und frisch oder getrocknet verwendet. Meist trocknet man sie in der Sonne.

Die Maisfäden enthalten unter anderem Glykoside, 3 % Saponine, 0,1 bis 0,2 % ätherisches Öl, 2,5 % Fett, 2,7 % Harz, 1 % Tannin, die Vitamine C und K, Steroide (z. B. Sitosterin und Stigmasterin), Alkaloide und Allantoin.

In der amerikanischen Volksmedizin kennt man die Maisfäden schon lange als Diuretikum und Demulzens (Salbe), und auch heute sind sie in Amerika und Europa (meist als Auszug) in einigen rezeptfreien Diuretika enthalten. Früher hat man sie ferner für entzündliche Erkrankungen wie Zystitis und Pyelitis verwendet, und in den USA gehörten sie einmal zu den offizinellen Arzneien. In kosmetischen Gesichtspudern finden sie sich in Pulverform. Extrakte werden im Westen als Aromastoffe für Lebensmittel verwendet.

Wirkung: Die meisten pharmakologischen Untersuchungen von Maisfäden wurden von chinesischen und japanischen Wissenschaftlern durchgeführt. Sie stellten fest, daß Maisfäden bei Versuchstieren (beispielsweise Hunden und Kaninchen) Blutdruck und Blutzuckerspiegel senkten, und ein wäßriger Auszug bei Menschen und Kaninchen stark harntreibende Wirkung hatte. Bei intravenösen Injektionen waren für Kaninchen nur 1,5 mg nötig, 250 mg hatten bei diesen Tieren jedoch tödliche Wirkung.

Traditioneller Gebrauch: Die frühesten Belege für den Gebrauch anderer Teile des Mais (Körner, Blätter und Wurzeln) in der chinesischen Medizin gehen auf die zweite Hälfte des 16. Jahrhunderts zurück, der erste Beleg für die medizinische Verwendung von Maisfäden ist jedoch erst wenige Jahrhunderte alt.

Maisfäden sind als offizinelle Arzneidroge in der Pharmakopöe der Volksrepublik China aufgeführt. Sie werden als Diuretikum und blutsenkendes Mittel zur Behandlung von Ödemen, Nephritis (Nierenentzündung), Beschwerden beim Wasserlassen, Gelbsucht und hohem Blutdruck verwendet. Traditionell benutzt man sie auch bei Diabetes, Hepatitis, Nierenentzündungen, Gallensteinen, Cholecystitis (Gallenblasenentzündung), Beriberi, Hämatochylurie (milchiger und blutiger Urin) sowie Hämatemesis (Blutbrechen). Die normale Tagesdosis beträgt 15 bis 30 g, mitunter auch 60 g. Meist wird sie als Abkochung eingenommen.

Die Spindeln werden zur Behandlung von Ödemen, Beschwerden beim Wasserlassen, Beriberi und Durchfall verwendet. Sie enthalten ein Polysaccharid (Mehrfachzucker), von dem man weiß, daß es bei Mäusen die Entwicklung experimentell induzierter Tumoren hemmt. Spindeln werden gewöhnlich als Abkochung eingenommen. Die normale Tagesdosis beträgt 90 bis 150 g.

Maiskörner finden in der Medizin selten Verwendung. Sie sind aber nahrhaft und sollen appetitanregend wirken.

Maisblätter werden hauptsächlich zur Behandlung von Blasensteinen verwendet. Wie die Spindeln enthalten auch sie ein gegen Tumore wirkendes Polysaccharid. Die normale Tagesgabe frischer Maisblätter beträgt hierbei 60 g. Sie wird als Abkochung eingenommen.

Für Blasensteine verwendet man auch die Maiswurzeln. Die normale Tagesgabe frischer Wurzeln beträgt ebenfalls 60 g und wird als Abkochung eingenommen.

Heutiger Gebrauch: Während der letzten Jahrzehnte sind die Chinesen bei der Verwendung und Bewertung chinesischer Heilpflanzen nach modernen wissenschaftlichen Methoden vorgegangen. In medizinischen Fachzeitschriften Chinas sind Berichte über den erfolgreichen Einsatz von Maisfäden bei der Behandlung von chronischer Nephritis und Nephrose-Syndrom erschienen. In einem Bericht, der 1960 im *Chinese Journal for Internal Medicine* erschien, war beispielsweise zu lesen, daß bei 9 von 12 Patienten mit Nephrose-Syndrom, die mit Maisfäden behandelt wurden, nach dreimonatiger Behandlung die Ödeme vollkommen verschwunden waren und bei zwei weiteren weitgehend. Zehn der Patienten hatten vor der Behandlung am ganzen Körper massive Ödeme gehabt. Den Patienten wurde bei dieser Behandlung zweimal täglich – morgens und abends – eine Abkochung aus 60 g getrockneten Maisfäden gegeben. Gleichzeitig bekamen sie dreimal täglich 1 g Kaliumchlorid. Bei einem Patienten verschwanden die Ödeme bereits nach 15 Tagen.

Hausmittel: Es gibt zahlreiche Hausmittel, für die Mais verwendet wird, in den meisten Fällen nimmt man jedoch nur die Maisfäden. Alle Rezepte sind verhältnismäßig neu. Bereits im 16. Jahrhundert findet sich aber in Li Shizhens berühmten Heilpflanzenbuch, dem *Bencao gangmu,* das erste belegte Rezept gegen *Blasensteine,* für das Maisblätter und Maiswurzeln verwendet werden. Er schreibt: »Für Blasensteine, die unerträgliche Schmerzen verursachen, bereitet man eine Abkochung aus Maisblättern und Maiswurzeln, die möglichst oft getrunken wird«. In modernen Büchern wird die tägliche Dosis für Maisblätter oder Maiswurzeln mit 60 bis 125 g angegeben.

Bei *zu hohem Blutdruck* werden einmal täglich 30 g getrocknete Maisfäden in zwei Tassen Wasser langsam gekocht, bis die Flüssigkeit auf etwa eine halbe Tasse eingekocht ist. Das dauert circa 40 Minuten. Die Flüssigkeit wird abgeseiht und getrunken. Dieses Mittel erscheint in zahlreichen chinesischen Arzneibüchern und wird auch zur Behandlung von *Diabetes* oder *durch Nierenentzündung bedingte Ödeme* empfohlen.

Zur Behandlung von *Nephritis* und *Nierensteinen* im Anfangsstadium empfiehlt ein anderes Rezept, regelmäßig eine Abkochung aus Maisfäden zu trinken.

Bezugsquellen: Maisfäden kann man von frischen Maiskolben ablösen, die es während der Saison in Gemüsegeschäften, Supermärkten oder auf dem Markt gibt. Man kann sie frisch verwenden oder für den späteren Gebrauch trocknen.

Die Spindeln können aufgehoben werden, nachdem die Körner abgegessen wurden.

Maisblätter und Wurzeln sammelt man im Garten, oder man bittet einen Bauern darum.

Mandel

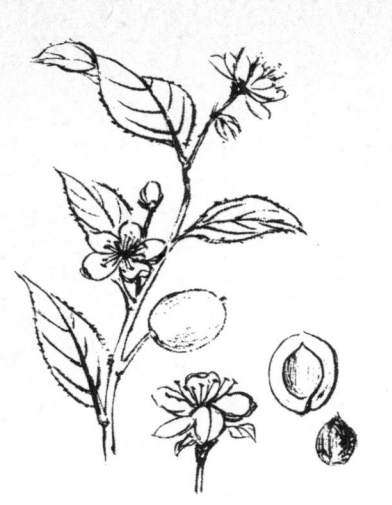

杏
仁

Allgemeines: Sowohl die süße als auch die bittere Mandel stammt vom Mandelbaum, der den botanischen Namen *Prunus dulcis syn. amygdalus* trägt und zur Familie der Rosengewächse gehört. Der Mandelbaum ist in Westasien heimisch und wird heute in großem Umfang in den Mittelmeerländern, Westasien, Südafrika, Südaustralien, Kalifornien und Nordwestchina angebaut. Es gibt verschiedene Sorten, von denen zwei – *dulcis* und *var. amara* – Süß- beziehungsweise Bittermandeln liefern. Die Frucht des Mandelbaums steht botanisch betrachtet einem Pfirsich oder einer Aprikose nahe, wenn man einmal davon absieht, daß der äußere Teil nicht fleischig und schmackhaft wie beim Pfirsich, sondern ledrig ist. Der Samen im Innern des harten Kerns liefert die Mandel. Im Westen bezeichnet man nur die Samen des Mandelbaums als ›Mandeln‹, in China schließt dieser Begriff nicht nur die westlichen Mandeln sondern auch Aprikosenkerne ein. Letztere werden dort tatsächlich häufiger verwendet. In der chinesischen Medizin nennt man die Aprikosenkerne *xingren* und die uns bekannte Mandel *badanxingren*, wobei *badan* auf ihre ausländische Herkunft hinweist.

Im Westen werden nur die süßen Mandeln als Nahrungsmittel verwendet, und normalerweise bezeichnet man daher süße Mandeln einfach als Mandeln. Da die bitteren Mandeln als giftig angesehen werden, sind sie im Handel kaum erhältlich, und deshalb scheint hier eine Unterscheidung nicht notwendig.

In China und chinesischen Gemeinden außerhalb Chinas kann man sowohl süße als auch bittere Mandeln bekommen. Zwar halten auch die Chinesen die Bittermandeln für giftig, dennoch verwenden sie sie sowohl als Arznei wie auch als Nahrungsmittel recht häufig. Die von den Chinesen benutzten süßen ›Mandeln‹ stammen von den süßen Sorten des Mandel- und des Aprikosenbaums *(Prunus armeniaca)*, die Bittermandeln von den bitteren Sorten. Der bittere Aprikosenkern oder die westliche bittere Mandel werden auch *beixing* (Mandel des Nordens) genannt und die süßen Sorten *nanxing* (Mandel des Südens), vermutlich, weil sie in diesen Gebieten angebaut werden. Die Aprikose ist in China heimisch, wird heute aber in vielen anderen Teilen der Welt kultiviert, insbesondere in Kalifornien, Nordafrika, Japan und Nordchina.

Der wichtigste Unterschied zwischen Süß- und Bittermandeln ist die in ihnen enthaltene Menge an Amygdalin. Amygdalin ist eine chemische Verbindung, die Zyanid enthält, und wenn dieses von Enzymen gespalten wird, entsteht hochgiftige Blausäure (Cyanwasserstoffsäure).

Außerdem sind Glukose und Benzaldehyd vorhanden. Letzteres ist eine chemische Substanz, die das charakteristische Mandelaroma (oder richtiger: Bittermandelaroma) ausmacht. Bittermandeln und Kerne giftiger Aprikosensorten enthalten 3-4 % Amygdalin, während Süßmandeln (die Kerne süßer Aprikosensorten eingeschlossen) wenig oder gar kein Amygdalin enthalten.

Sowohl in süßen als auch in bitteren Mandeln finden sich große Mengen Öl (35-55 %) und Eiweiß (18-25 %), sowie wichtige Mineralstoffe (Kalium, Kalzium, Phosphor, Kupfer, Zink usw.) und Vitamine (insbesondere B-Vitamine). Daher sind Mandeln sehr nahrhaft.

Zwei Produkte, die aus Mandeln hergestellt werden, sind Süßmandelöl (auch einfach als Mandelöl bekannt) und Bittermandelöl.

Süßmandelöl wird durch Pressen sowohl der süßen als auch der bitteren Mandeln hergestellt. Es enthält keine Blausäure und auch kein Benzaldehyd, daher ist es weder giftig noch hat es Mandelaroma. Es beruhigt die Haut und besitzt leicht abführende Eigenschaften. Aus diesen Gründen wird es von der kosmetischen und pharmazeutischen Industrie häufig für Creme, Lotion, Salben und Seifen gegen spröde Haut verwendet, und in Dosen bis zu 30 ml als Abführmittel. Ferner benutzt man es als Schmiermittel für feine Mechaniken wie Uhren oder Waffen.

Bittermandelöl wird aus bitteren Mandeln und anderen Kernen, die größere Mengen Amygdalin enthalten, wie Aprikosen-, Pfirsich- und Pflaumenkernen, hergestellt. Diese Kerne (beispielsweise Bittermandeln) wurden meist schon einmal ausgepreßt, um nichtätherisches Öl, wie Süßmandelöl, zu gewinnen. Zur Herstellung von Bittermandelöl weicht man den Rückstand 12 bis 24 Stunden in lauwarmem Wasser ein. Während dieser Zeit spalten Enzyme im Rückstand Amygdalin in Glukose, Benzaldehyd und Blausäure. Anschließend werden durch Dampfdestillation Benzaldehyd und Blausäure getrennt und als Bittermandelöl aufgefangen. Dieses Öl enthält über 95 % Benzaldehyd und 2 bis 4 % Blausäure. Bis 1960 war es in den Vereinigten Staaten eine offizinell anerkannte Arzneidroge, die man für Hustenmittel und bei äußerlicher Anwendung zur Linderung von Juckreiz benutzte. Heute wird es jedoch nicht mehr verwendet.

Nach dem Entfernen der tödlichen Blausäure handelt es sich bei dem verbleibenden Bittermandelöl praktisch um reines Benzaldehyd, das meist als Bittermandelöl, blausäurefrei bezeichnet wird. Dieses Öl dient häufig als Aromastoff für verschiedene Nahrungsmittel und Getränke wie beispielsweise Liköre.

Wirkung: Bittermandelöl wirkt örtlich betäubend und muskelentspannend. Obwohl es keine Blausäure enthält, können 50 bis 60 ml, wenn man sie einnimmt, tödlich wirken, denn das Benzaldehyd beeinträchtigt die Funktion des zentralen Nervensystems und führt zu Atemversagen.

Traditioneller Gebrauch: Mandeln werden im Westen seit mehreren tausend Jahren verwendet, und damit sind sie ein Nahrungsmittel, das bei uns eine längere Geschichte hat als in China. Sie waren bereits zu biblischen Zeiten bekannt und sind im Alten Testament erwähnt. Obwohl die aus dem Westen stammenden Mandeln vermutlich erst vor wenigen Jahrhunderten Eingang in die chinesische Medizin fanden, reicht der Gebrauch ihrer chinesischen Gegenstücke, der Aprikosenkerne, weit zurück. Erstmals ist er in der chinesischen Medizin zur Zeit der Han-Dynastie belegt (206 v. Chr. bis 220 n. Chr.). Im Buch des Shennong sind sie in der Kategorie der giftigen Drogen zu finden. Seitdem wurden sie in fast allen wichtigen Heilpflanzenbüchern beschrieben, darunter auch im *Bencao gangmu,* und heute gehören sie zu den offizinell anerkannten Arzneien in der Pharmakopöe der Volksrepublik China.

Wie bereits erwähnt, werden in der chinesischen Medizin zwar sowohl bittere als auch süße Mandeln verwendet, die bittere Sorte dient jedoch in erster Linie als Arznei, die süße Sorte dagegen häufiger als Nahrungsmittel. Die Mandel des Nordens (die Bittermandel) schmeckt bitter und wird als giftig eingestuft. Sie soll wärmende Eigenschaften besitzen, Lungen und Dickdarm anregen, Schleim lösen, Husten und pfeifenden Atem lindern und den Darm in Gang bringen. Die Mandel des Südens (die Süßmandel) schmeckt angenehm und wird als neutral und ungiftig angesehen. Ihre Verwendungszwecke entsprechen denen der Bittermandel.

Obwohl man Süßmandel und süßen Aprikosenkern und Bittermandel und bitteren Aprikosenkern zur Behandlung der gleichen Krankheiten benutzt, werden in den Büchern meist die bitteren Sorten angegeben.

Am bekanntesten ist die Verwendung von Mandeln und Aprikosenkernen bei der Behandlung von Husten, starker Verschleimung, Asthma und Verstopfung. Die Tagesdosis beträgt bei oraler Einnahme 4,5 bis 9 g. Zerquetscht können die Kerne auch äußerlich angewendet werden, um wunde Hautstellen, Zahnschmerzen, Hundebisse und Schlangenbisse zu behandeln.

Da die Aprikosenkerne von den Chinesen jahrhunderte-
lang in großem Umfang verwendet wurden, waren Vergiftungen unvermeidlich. Eine Bittermandel- oder Apriko-
senkernvergiftung ruft unter anderem Symptome wie
Schwindel, Ohnmacht, Übelkeit, Erbrechen, Kopfschmerzen, Krämpfe, unregelmäßige Atmung und Koma
hervor. Um diese Vergiftungserscheinungen zu behandeln, hat man in der chinesischen Medizin Wurzeln und
Rinde des Aprikosenbaums benutzt, und auch neue Berichte aus China dokumentieren erfolgreiche Behandlungen. So wird beispielsweise berichtet, daß Patienten mit
Vergiftungen eine Abkochung bekamen, für die man 60 g
Rinde 20 Minuten lang in 500 ml Wasser gekocht hatte.
Alle sprachen an. Zwei Stunden, nachdem sie diese Arznei
bekommen hatten, zeigten sie Anzeichen der Besserung.
Sie kamen wieder zu Bewußtsein, die Atmung normalisierte sich und Erbrechen und Übelkeit verschwanden.
Vier Stunden später hatten sie sich vollkommen erholt.
Wie bei den meisten traditionellen chinesischen Heilmitteln kennt man die genaue Wirkungsweise des Mittels auch
hier nicht. Die Wirkstoffe der Rinde und Wurzel sind
ebenfalls noch nicht vollkommen bekannt. Dennoch ist es
sicher einfacher und billiger, eine Bittermandelvergiftung
auf diese Weise zu behandeln als mit modernen westlichen
Methoden, wo man dem Patienten zahllose Medikamente
gibt, ihm Schläuche in Lungen und Magen einführt, ihm
den Magen ausspült und ihn künstlich beatmet.

Heutiger Gebrauch: In neuerer Zeit werden süße und
bittere Aprikosenkerne – zerstoßen oder als ölige Paste –
benutzt, um Scheidenjucken (Pruritus vulvae) und Trichomoniase (durch Parasiten bedingter Ausfluß) zu be-

handeln, man nimmt sie aber auch bei chronischer Bronchitis ein. Ihre Wirksamkeit wird in verschiedenen klinischen Berichten aus China dokumentiert, die während der letzten beiden Jahrzehnte erschienen.

Hausmittel: Bei trockenem Wetter trinken die Chinesen in Hongkong und Südchina, insbesondere die Kantonesen, sehr gern ›Mandeltee‹ oder ›Mandelmilch‹, wenn sie einen *trockenen Hals* oder *trockenen Husten* haben beziehungsweise diesen Dingen vorbeugen wollen. Das Getränk wird aus Aprikosenkernen zubereitet. Man nimmt dazu zehn Teile süße und einen Teil bittere Kerne und weicht sie zusammen mit etwas Reis in Wasser ein. Wenn Kerne und Reis weich geworden sind, vermahlt man sie – meist in einer kleinen Steinmühle, die in fast allen chinesischen Haushalten vorhanden ist – zu einer Paste. Der milchige Brei wird abgeseiht, um gröbere Teile zu entfernen, und dann mit Wasser verdünnt. Anschließend wird er mit Zucker oder, was häufiger der Fall ist, mit Kandis gesüßt und gekocht. Der fertige Mandeltee kann dünn bis relativ dick sein, je nachdem wieviel Reis und Wasser man verwendet hat. Während meiner Kindheit in Hongkong gehörte er zu meinen Lieblingsgetränken.

Bezugsquellen: Süßmandeln bekommt man in jedem Lebensmittelgeschäft, Bittermandeln in Apotheken und Reformhäusern.

Minze

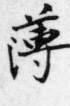

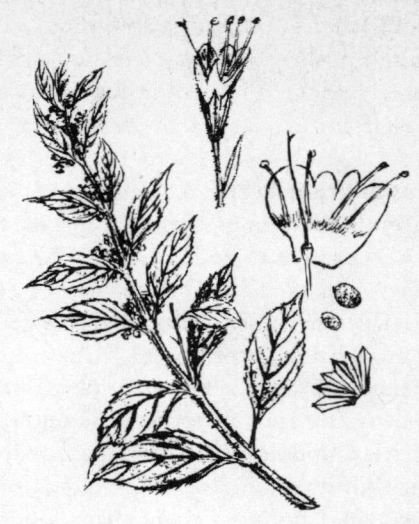

Allgemeines: Es gibt drei Minzearten, die wirtschaftliche Bedeutung haben, und das sind Pfefferminze, Grüne Minze und Ackerminze. Pfefferminze wird botanisch als *Mentha piperita*, Grüne Minze als *Mentha spicata* und Ackerminze als *Mentha var. arvensis* oder *Mentha haplocalyx* bezeichnet. Alle gehören zur Familie der Lippenblütler. Die Pflanzen sind ausdauernd, haben eckige Stengel und vermehren sich durch Ausläufer. Ihre oberirdischen Teile erreichen 1 Meter Höhe. Die Grüne Minze hat sessile (ungestielte) Blätter, die Blätter von Pfefferminze und Ackerminze sind dagegen gestielt. Von jeder Minzeart gibt es zahlreiche Sorten und Hybriden. Obwohl alle Sorten nach Minze riechen, enthalten sie doch unterschiedliche Mengen an Aromastoffen in ihren ätherischen Ölen. Diese verleihen ihnen ihren leichten, aber typischen Geschmack und Geruch.

Alle drei Minzearten werden weltweit kultiviert. Für Pfefferminze und Grüne Minze und ihre ätherischen Öle sind die USA Haupterzeuger; Ackerminze und Ackerminzeöl kommen dagegen hauptsächlich aus Brasilien, China und Japan. Die getrockneten Minzeblätter benutzt man als Gewürz oder Tee. Der frische oder teilweise getrocknete oberirdische Teil der Pflanze wird für die Minzölproduktion verwendet. Die Bestimmung der Minzen ist außerordentlich schwierig. Neben ihren wissenschaftlichen Namen haben alle Minzearten auch noch diverse volkstümliche Benennungen, die uns hier aber nicht beschäftigen sollen.

Pfefferminze und Grüne Minze werden im Westen in der Medizin und als Küchenkraut schon seit Jahrtausenden verwendet. In der Medizin dienen sie als Schmerzmittel, Relaxans, Stimulans, Tonikum, Stomachikum und Karminativum für verschiedene Erkrankungen darunter Bauchschmerzen, Verdauungsstörungen, Übelkeit, Durchfall, Halsentzündung, Erkältung, Kopfschmerzen, Zahnschmerzen, Nervosität, Schlaflosigkeit, Krämpfe, Husten, Sodbrennen und Migräne.

Die Ackerminze ist das chinesische Gegenstück zu den beiden westlichen Minzen. Sie ist die Minzeart, die man traditionell in der chinesischen Medizin verwendet, und sie heißt im Chinesischen *bohe*.

Die Minzen setzen sich aus den gleichen chemischen Wirkstoffen zusammen, doch sind die relativen Anteile dieser Verbindungen recht unterschiedlich. Alle enthalten ein ätherisches Öl: Bei Pfefferminze beträgt der Anteil 0,3 bis 0,4 %, bei Grüner Minze bis 0,7 % und bei Ackerminze 1 bis 2 %. Unter den Dutzenden von Aromastoffen, die in dem ätherischen Öl vorkommen, sind Menthol,

Menthon und Carvon (das auch im Kümmel ist) in den größten Mengen vorhanden. Pfefferminzöl enthält 30 bis 50 % Menthol und 20 bis 30 % Menthon, aber nur geringe Mengen Carvon. Das Öl der Grünen Minze setzt sich dagegen aus 50 bis 70 % Carvon und nur kleinen Mengen Menthol und Menthon zusammen. Die größte Konzentration von Menthol ist im Ackerminzöl vorhanden, das normalerweise 70 bis 95 % Menthol, 10 bis 20 % Menthon und nur kleine Mengen Carvon enthält. Aufgrund seines hohen Mentholanteils verwendet man das Ackerminzöl zur Herstellung von natürlichem Menthol. Das Menthol ist in so großen Mengen vorhanden, daß es sich einfach durch Gefrieren vom Öl trennen läßt. Das entstehende »entmentholisierte Öl« enthält immer noch etwa 55 % Menthol und ist im Handel erhältlich. Dieses Öl kann ebenfalls als Menthollieferant verwendet werden.

Neben dem ätherischen Öl enthalten die Minzearten zahlreiche Wirkstoffe, darunter Flavonoide (etwa Rutin), Harze, Tannin und Azulen.

Außer in der Volksmedizin werden Minze und Minzöle im Westen sehr viel als Aroma- oder Duftstoffe für alle möglichen pharmazeutischen und kosmetischen Präparate und auch für Lebensmittel verwendet. Der minzeartige Geschmack oder Duft in Produkten wie Hustenpastillen, Hustensäften, Mundwassern, Zahnpasten, Kaugummis, Pfefferminzschokolade und Süßigkeiten ist den meisten Menschen im Westen sicherlich vertraut.

Wirkung: Minzöle (insbesondere von Pfefferminze und Ackerminze) haben keimtötende Eigenschaften, die auf ihren Mentholgehalt zurückzuführen sind. Bei Versuchstieren und Menschen wirkt Menthol außerdem schleimlö-

send, krampflösend und hustenreizmildernd. Lokal angewendet kann Menthol Kopfschmerzen und Neuralgie
und Juckreiz beseitigen.

Doch trotz dieser Eigenschaften kann Menthol bei empfindlichen Menschen auch allergische Reaktionen hervorrufen, etwa eine Rötung der Haut, Kopfschmerzen und
Kontaktdermatitis. Außerdem wurde von plötzlichem
Kollaps bei Kindern berichtet, denen zur Behandlung von
Erkältungssymptomen die Nasenflügel mit mentholhalti-
ger Salbe eingerieben worden waren. Da sowohl Pfefferminze als auch Ackerminze beachtliche Mengen Menthol
enthalten, sollte man diese Minze und ihre ätherischen Öle
behutsam verwenden.

Aus Pfefferminze isoliertes Azulen linderte bei Versuchstieren Entzündungen. Diese chemische Verbindung oder
ihre Derivate (wie Chamazulen) sind auch in anderen bekannten Pflanzen wie der Kamille vorhanden und werden
unter anderem zur Behandlung von Entzündungen verwendet.

Traditioneller Gebrauch: Obwohl in der chinesischen
Medizin normalerweise die Ackerminze genommen wird,
benutzt man doch gelegentlich auch die Grüne Minze.
Schriftlich überliefert ist ihr Gebrauch jedoch nicht. Meist
liefern die getrockneten oberirdischen Teile der Ackerminze die Droge.

Die medizinische Verwendung der Ackerminze wird
erstmals im *Tang bencao,* einem berühmten Arzneipflanzenbuch aus der Zeit der Tang-Dynastie, das Mitte des 7.
Jahrhunderts verfaßt wurde, erwähnt. Nach den Angaben
der Autoren wächst die Ackerminze überall, sie war also
zu jener Zeit bereits wohlbekannt. Die medizinische Ver-

wendung der Grünen Minze ist dagegen verhältnismäßig neu.

Die Ackerminze ist in der Volksrepublik China ein offizinell anerkanntes Arzneimittel und gegenwärtig in der dortigen Pharmakopöe zu finden. Man verwendet sie unter anderem bei Erkältungen, Kopfschmerzen, blutunterlaufenen Augen, Halsentzündung, Aphthen im Mund und an der Zunge, Zahnschmerzen, Nesselfieber, Masern und Ausschlägen. Meist nimmt man sie als Tee ein. Dazu wird die Minze kurze Zeit (drei bis fünf Minuten) in Wasser gekocht. Bei zu langer Kochzeit soll sie unwirksam werden. Die übliche Tagesdosis beträgt bei innerlicher Anwendung 2,5 bis 6 g des getrockneten Krauts und 15 bis 30 g des frischen Krauts.

Grüne Minze wird hauptsächlich zur Behandlung von Erkältungen, Husten, Kopfschmerzen, schmerzhafter Periode, aufgetriebenem Leib und Leibschmerzen verwendet. Man benutzt sie in der gleichen Dosierung wie Akkerminze.

Für die äußerliche Anwendung werden die frischen Blätter zu Brei zerstampft, den man direkt aufträgt, oder aus der getrockneten Minze wird eine Abkochung hergestellt, mit der man die erkrankten Stellen abtupft.

Hausmittel: Für alle überlieferten Rezepte wird Ackerminze verwendet. Sollte jedoch keine Ackerminze zur Verfügung stehen, ist Pfefferminze der bessere Ersatz, da sie in ihrer chemischen Zusammensetzung der Ackerminze ähnlicher ist als die Grüne Minze.

Zur Behandlung von *blutiger Ruhr* empfiehlt ein Rezept aus dem frühen 15. Jahrhundert einfach eine Ackerminzeabkochung zu trinken.

Ein Rezept aus dem 8. Jahrhundert gibt für *Insektenstiche* oder - *bisse* an, man sollte frische Ackerminze zerreiben und den Brei direkt auf die betroffenen Stellen auftragen. Für *Ohrenschmerzen* nimmt man in Südchina folgendes Mittel: Aus frischen Blättern und Stengeln der Ackerminze wird der Saft ausgepreßt und in das schmerzende Ohr geträufelt. Dieser Saft soll nach einem anderen traditionellen Rezept auch *Nasenbluten* stillen.

Zur Behandlung von *Rhinitis* (Entzündung der Nasenschleimhäute), Nebenhöhlenentzündung und einer durch Erkältung bedingten verstopften Nase empfiehlt ein modernes Heilpflanzenbuch folgendes Rezept: Man vermischt 9 g getrocknete Ackerminze, 3 g Borax und 1 g Borneol (ein kristalliner Alkohol) gut miteinander und vermahlt alles zu einem feinen Pulver. Davon wird dreimal täglich eine kleine Menge geschnupft.

Bezugsquellen: Getrocknete Ackerminze bekommt man in der Apotheke. Die getrockneten Blätter von Pfefferminze und Grüner Minze werden in Naturkostläden und Supermärkten als Tee verkauft. Minze läßt sich auch leicht im Garten oder auf der Fensterbank ziehen.

Mungbohne

绿

豆

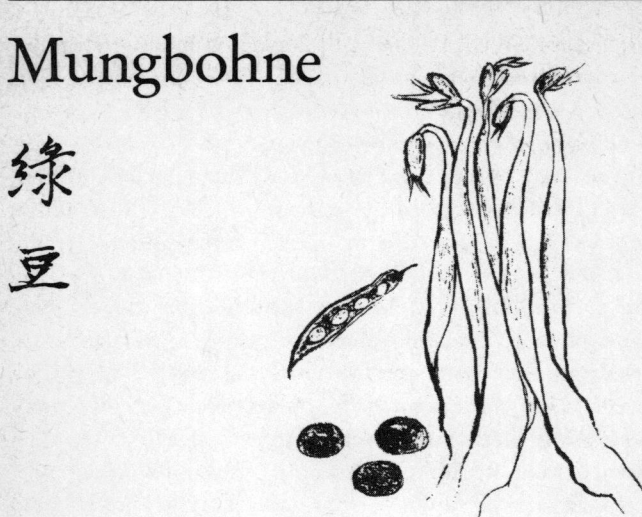

Allgemeines: In China gehören Mungbohnen zu den
wichtigsten Nahrungsmitteln und werden in vielerlei
Form gegessen, im Westen sind dagegen praktisch nur
Mungbohnenkeime (siehe auch Sojabohne) und Glasnu-
deln aus Mungbohnenmehl bekannt.
Wegen ihrer grünen Farbe heißen die Mungbohnen im
Chinesischen *ludou,* was »grüne Bohne« bedeutet. In der
Botanik wird die Mungbohnenpflanze als *Phaseolus radiatus syn., P. aureus, P. mungo* oder *P. radiatus syn. Vigna
radiata* bezeichnet. Sie gehört zur Familie der Hülsenfrüchtler. Sie ist einjährig und wächst aufrecht oder an den
Spitzen leicht schlingend. Sie wird 1 m hoch. Mungbohnen werden in ganz China, Japan, auf den Philippinen und
in anderen asiatischen Ländern angebaut. Aus den Samen
(Bohnen), die nur 4 bis 6 mm lang sind, werden verschie-

dene Nahrungsmittel und Arzneien gewonnen, beispielsweise Mehl, Keime, Nudeln und die Bohnenschalen. In
der chinesischen Medizin verwendet man aber auch andere
Teile der Pflanze, wie etwa die Blüten oder die Blätter.
Um Mungbohnen zu keimen, weicht man sie in frischem
Wasser ein. Sobald die Keime etwa 5 cm lang sind, können
sie gegessen werden.

Mungbohnen bestehen aus großen Mengen Kohlehydraten (60 %), Eiweiß (24 %) und Kalium (1 %), sowie kleinen Mengen Fett (1 %) und Natrium (0,006 %). Ferner
enthalten sie andere Mineralstoffe, Vitamine und biologisch wirksame Inhaltsstoffe, die auch in anderen Bohnen
vorhanden sind.

Gekochte Bohnenkeime enthalten etwa 91 % Wasser, 3 %
Eiweiß, 5 % Kohlehydrate, 0,2 % Fett, Mineralstoffe und
Vitamine sowie andere Wirkstoffe. Da sie roh unangenehm schmecken, werden Mungbohnenkeime, wie Sojabohnenkeime, bei den Chinesen meist gegart gegessen.

Wirkung: In den vergangenen Jahren haben wissenschaftliche Untersuchungen in Indien und China gezeigt, daß
Mungbohnen bei Versuchstieren den Fettspiegel des Blutes senken. In einem Bericht des Medizinischen Institutes
in Nanjing, der 1981 im *Chinese Journal of Cardiovascular
Diseases* veröffentlicht wurde, ist beschrieben, daß man
bei Kaninchen mit Mungbohnen und Mungbohnenkei-
men induzierter Hyperlipämie (erhöhter Fettgehalt im
Blut) und Arteriosklerose vorbeugen beziehungsweise
diese Krankheiten behandeln kann. Diese Ergebnisse lassen vermuten, daß sich Mungbohnen und Mungbohnenkeime möglicherweise auch beim Menschen zur Vorbeugung und Behandlung von Herzkrankheiten eignen.

Traditioneller Gebrauch: Normalerweise werden
Mungbohnen von den Chinesen als Nahrungsmittel gegessen, doch setzt man sie häufig auch zu Heilzwecken
ein. Für die chinesische Medizin sind die beiden wichtigsten Eigenschaften der Mungbohne, daß sie Hitze vertreiben und den Körper entgiften kann. Daher werden Mungbohnen während des Sommers zur Erfrischung benutzt,
und darüber hinaus behandelt man mit ihnen toxische Erkrankungen wie Schwellungen, Furunkel, wunde Stellen,
Karbunkel, Erysipel und Ruhr. Manche dieser Verwendungszwecke gehen bis in die Mitte des 7. Jahrhunderts
zurück, also auf die Zeit der Tang-Dynastie. Ferner werden Mungbohnen von jeher zur Behandlung von Arznei-
mittelvergiftungen verwendet, sowie für Vergiftungen,
die durch Blei, Kohle und Alkohol bedingt sind. Hier benutzt man die Bohnen manchmal mit Süßholz. Um beispielsweise eine Eisenhutvergiftung zu behandeln, wird
eine Abkochung aus 110 g Mungbohnen und 55 g Süßholz
getrunken.

Die medizinischen Eigenschaften der Bohnenkeime entsprechen denen der Mungbohne selbst. Auch die Anwendungsbereiche decken sich. Zum Essen werden die Keime
meist kurz gegart. Zu medizinischen Zwecken stellt man
jedoch eine Abkochung her. Die Tagesdosis beträgt bei
innerlicher Anwendung 85 bis 110 g.

Mungbohnenschalen (oder Samenschalen) fallen gewöhnlich als Nebenprodukt beim Keimen der Samen an. Sie lösen sich, wenn die Samen gekeimt sind, und werden dann
gesammelt und in der Sonne getrocknet. Die getrocknete
Droge ist hellbraun und fast geschmacklos. Medizinische
Eigenschaften und Verwendungszwecke der Schalen dek-
ken sich mit denen der Mungbohne. Man nimmt sie ent-

weder als Pulver oder als Abkochung ein. Die Tagesdosis beträgt 5 bis 12 g.

Heutiger Gebrauch: In den letzten Jahren hat man Mungbohnen im klinischen Gebrauch erfolgreich zur Behandlung von Pestizidvergiftung, Bleivergiftung, Parotitis (Mumps) und Verbrennungen zweiten Grades verwendet. Die Verbrennungen behandelte man äußerlich mit Mungbohnenmehl. Nach den Berichten sollen dabei keine Narben zurückbleiben.

Hausmittel: Bei den Kantonesen ist eine Suppe sehr beliebt, für die man Mungbohnen solange kocht, bis sie vollkommen zerfallen sind. Sie wird mit Zucker gesüßt und ist nicht nur nahrhaft, sondern löscht auch Durst, erfrischt und beugt *Miliaria* vor. Während meiner Kindheit in Hongkong aßen wir diese Suppe im Sommer recht häufig. Zur Behandlung kleiner, aber schmerzhafter *Furunkel* oder wunder Stellen am Kopf oder im Nackenbereich eignet sich folgendes einfaches Hausmittel: Man kocht eine kleine Handvoll Mungbohnen (1/8 bis 1/4 Tasse) in Wasser, bis sich die Schalen ablösen. Die Flüssigkeit wird abgegossen und so wie sie ist getrunken oder mit etwas Zukker gesüßt. Dieses Mittel kann über einen Zeitraum von mehreren Tagen eingenommen werden. So harmlos es aber auch erscheint, für kranke und schwache Menschen ist es nicht empfehlenswert, da Mungbohnen, wenn sie nicht sehr gut gekocht werden, eine schwächende Wirkung haben sollen. Die kantonesische Volksmedizin hat dafür folgende Faustregel bereit: Wer fritierte Speisen (Hühnchen, Kartoffeln usw.) verträgt, von bestimmten Gemüsen oder Obstsorten (Wassermelonen, Bohnenkei-

men usw.) aber Schwindelanfälle und Durchfall bekommt, sollte nicht zu viele Mungbohnenprodukte essen;
wer andererseits Obst und Gemüse verträgt, aber von fri-
tierten Speisen einen trockenen Mund, trockenen Hals
und Pickel im Gesicht bekommt oder sich unwohl fühlt,
auf den werden Mungbohnen keine schwächende Wirkung haben.

Wunde Stellen und *Furunkel* können auch äußerlich behandelt werden, indem man Mungbohnenpulver zu einer
Paste vermischt. Das Pulver eignet sich – zusammen mit
anderen chinesischen Heilpflanzen – auch zur Behandlung
von *Mitessern* und *Akne* im Gesicht. Die Mischung wird
mit warmem Wasser zu einer Paste verrührt, die man vor
dem Schlafengehen auf das Gesicht aufträgt. Vermutlich
saugt sie das überschüssige Fett auf, das die Hautunrein-
heiten verursacht.

Bezugsquellen: Mungbohnen bekommt man in Naturkostläden. Keime werden manchmal auch in Supermärkten angeboten.

Muskatnuß

肉豆蔻

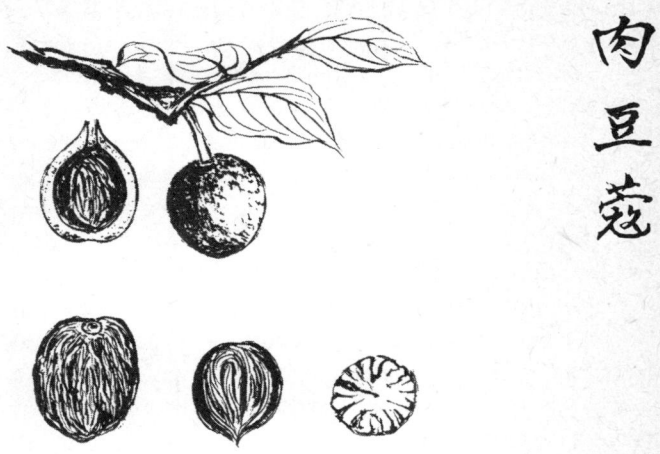

Allgemeines: Die Muskatnuß ist sowohl im Westen als auch im Osten schon seit Jahrhunderten bekannt, und insbesondere im Westen wird sie heute viel als Gewürz benutzt. Manche verwenden sie auch als Droge, um ›high‹ zu werden, denn sie erzeugt Halluzinationen und Hochgefühl, da aber große Mengen Muskatnuß tödlich sein können, ist diese Gepflogenheit sehr gefährlich.

Die Muskatnuß ist der Samen des Muskatnußbaums, dessen wissenschaftlicher Name *Myristica fragans* lautet. Er gehört zur Familie der Muskatnußgewächse und heißt im Chinesischen *roudoukou*. Er ist immergrün, hat ausladende Äste und dichtes Laub und erreicht bis zu 20 m Höhe. Seine Heimat sind die Molukken-Inseln in Indonesien, aber heute wird er in vielen tropischen Regionen angebaut. Die Haupterzeugerländer sind Indonesien und

Grenada (Westindische Inseln). Kleine Mengen werden auch in den Südprovinzen Chinas erzeugt, beispielsweise in Sichuan, Guangdong und Guangxi. Die fleischige Frucht wird etwa 6 cm lang, öffnet sich nach dem Reifen in zwei Hälften und gibt einen leuchtendroten Anhang, den sogenannten Arillus, frei, der eine dunkle, rötlichbraune Nuß einhüllt. In der Schale befindet sich ein einzelner Samen, den man nach dem Trocknen als Muskatnuß bezeichnet. Der getrocknete, netzartige Arillus liefert ein anderes bekanntes Gewürz – Macis oder Muskatblüte.

Muskatnüsse leiden leicht unter Insektenbefall, und dies hat sich über die Jahrhunderte nicht geändert. Schon Li Shizhen, der chinesische Pflanzenarzt des 16. Jahrhunderts, hat über das Problem geschrieben und empfohlen, Muskatnüsse unter Hitzeeinwirkung zu trocknen und sie anschließend in geschlossenen Behältern aufzubewahren, damit sie nicht von Insekten befallen werden. Auch heutige Berichte befassen sich mit diesem Problem. Tatsächlich ist jedoch die Herstellung von Muskatnußöl aus wurmstichigen Muskatnüssen eine verbreitete Praxis, die allgemein bekannt ist. Wurmstichige Muskatnüsse enthalten effektiv größere Mengen ätherisches Öl als unbeschädigte Muskatnüsse, da der Teil der Muskatnuß, der kein Öl enthält (sondern Substanzen wie Stärke und Fett) aufgefressen wurde, und ein höherer Anteil an ätherischem Öl verbleibt.

Muskatnuß enthält 25 bis 40 % Fett, bis zu 50 % Kohlehydrate, etwa 6 % Eiweiß, 10 % ätherisches Öl (Muskatnußöl) und viele andere Substanzen, darunter Mineralstoffe (Kalium, Kalzium, Phosphor, Magnesium usw.), Vitamine (wie A- und B-Vitamine) und Sterine. Muskatnußöl setzt sich aus Dutzenden chemischer Substanzen zusammen, wie etwa 4 bis 8 % Myristicin und kleine Mengen Safrol.

In der westlichen Volksmedizin wird die Muskatnuß hauptsächlich als Karminativum und Stimulans für die Behandlung von Verdauungsstörungen, Appetitlosigkeit und Blähungen verwendet.

Muskatnuß und Muskatnußöl werden häufig als Aromastoff für eine ganze Reihe von Lebensmitteln benutzt. Muskatnußöl findet auch in Kosmetika Verwendung und als Geschmacksstoff in pharmazeutischen Präparaten.

Wirkung: Die Einnahme großer Mengen Muskatnuß (7 bis 8 g) kann Halluzinationen, Euphorie, Realitätsverlust, Stupor, Desorientiertsein, Herzjagen sowie Magenschmerzen, Übelkeit und Erbrechen hervorrufen. Es ist aufgrund von Überdosen sogar zu Todesfällen gekommen. Halluzinogene und andere psychotrophe Eigenschaften der Muskatnuß werden auf das Myristicin zurückgeführt.

Traditioneller Gebrauch: Die Verwendung der Muskatnuß in der chinesischen Medizin geht etwa auf das fünfte Jahrhundert zurück. Seitdem wurde sie in den meisten wichtigen Heilpflanzenbüchern beschrieben.

Neben der gewöhnlichen getrockneten und rohen Muskatnuß (dem Gewürz) verwendet man in der chinesischen Medizin noch zahlreiche andere Typen, die gekocht oder durch Hitzeeinwirkung behandelt wurden. Es gibt hier mindestens ein Dutzend Zubereitungsverfahren. Dabei entstehen Produkte, die unterschiedliche chemische Zusammensetzungen haben und sehr unterschiedlich wirken. Ein Artikel, der 1982 im *Journal of Chinese Materia*

Medica erschien, beschreibt die Geschichte und Zubereitungsverfahren der Muskatnuß, ihre chemische Zusammensetzung, wie sie durch die Zubereitungsverfahren verändert wird, die dadurch bedingten therapeutischen Eigenschaften, und Probleme, die mit heutigen wissenschaftlichen Untersuchungen von Muskatnußpräparaten zusammenhängen. Zusammenfassend warnen die Autoren davor, es sich bei der Untersuchung chinesischer Arzneien zu leicht zu machen und beispielsweise Kriterien anzuwenden, die nur auf chemischen oder pharmazeutischen Erkenntnissen beruhen. Sie unterstreichen, daß man nur aus einer Zusammenfassung von Untersuchungsergebnissen verschiedener wissenschaftlicher Disziplinen Schlüsse ziehen kann.

Hausmittel: Muskatnuß soll Milz, Magen und Dickdarm gut tun. Wie in der westlichen Volksmedizin wird die Muskatnuß auch in der chinesischen Medizin hauptsächlich als Aromastoff, Karminativum oder Stomachikum verwendet. Am häufigsten setzt man sie bei Erkrankungen wie *Erbrechen, Sodbrennen, aufgetriebenem Leib, Verdauungsstörungen, Durchfall* und *Bauchschmerzen* ein. Die übliche Dosis beträgt 1,5 bis 4,5 g (1/3 bis 1 Teelöffel) und wird als Abkochung oder Pulver eingenommen. Muskatblüte wird für die gleichen Zwecke und in der gleichen Dosierung verwendet wie die Muskatnuß.
In der chinesischen Medizin wird die Muskatnuß selten allein benutzt. Für die meisten Rezepte braucht man auch noch andere Pflanzen.

Bezugsquellen: Muskatnuß bekommt man als Gewürz in Lebensmittelgeschäften und Supermärkten.

Papaya

番木瓜

Allgemeines: Die Papaya ist im tropischen Amerika
heimisch, und ihr botanischer Name lautet *Carica papaya*.
Sie gehört zur Familie der Melonenbaumgewächse, und
im Chinesischen nennt man sie *fanmugua*, wobei *fan*
»ausländisch« bedeutet und daraufhinweist, daß die
Frucht aus dem Ausland, wahrscheinlich über die Philippinen, nach China eingeführt wurde. Obwohl der Pa-
payabaum 10 m hoch werden kann, beschreibt man ihn
am besten als riesige Krautpflanze, denn im Gegensatz zu
anderen Bäumen besitzt er keinen verholzten Stamm. Der
»Stamm« der Papaya ist weich, gerade und kaum verzweigt. Er hat viele Blattnarben und meist eine Krone aus
großen, endständigen Blättern, die sieben- bis neunmal
geteilt sind. Die Blätter erreichen bis zu 60 cm Durchmesser und haben hohle Stiele, die 60 cm und länger sind. In

den Tropen blüht die Papaya ganzjährig, und sie entwikkelt melonenartige Früchte, die – je nach Sorte – länglich bis beinahe rund sein können. Die reifen Früchte sind gelb oder orangegelb, 10 bis 30 cm lang und süß. Ihr Geschmack ist einzigartig. In den Tropen werden sie außerordentlich gern gegessen. Die unreifen Früchte schmecken dagegen recht fad, aber auch sie werden gekocht, als Gemüse gegart oder eingelegt gegessen.

Die Papaya wird heute in vielen tropischen und subtropischen Regionen, insbesondere in Mittelamerika, auf den Westindischen Inseln, in Afrika (z. B. Uganda und Tanzania), Hawaii, Indien, Sri Lanka, Malaysia, Indonesien und China angebaut. Sie gedeiht am besten in reichem, lehmigem, aber durchlässigem Boden. Obgleich man sie hauptsächlich als Frucht zum direkten Verzehr anbaut, benutzt man doch eine beachtliche Menge auch zur Herstellung von Papain, das in den westlichen Ländern in der Küche und von der Industrie als Fleischzartmacher verwendet wird. Wenn man im Supermarkt oder im Küchenregal die Etiketten der Fleischzartmacher liest, wird man unweigerlich auf Papain als wirksamen Inhaltsstoff stoßen. Man verwendet Papain auch zur Unterstützung der Verdauung sowie für Gesichtscreme, Reinigungsmittel, Kontaktlinsenreiniger und vieles mehr.

In den Tropen ist allgemein bekannt, daß Fleisch schneller weich wird, wenn man es zusammen mit einem Stück grüner Papaya oder in ein Papayablatt eingewickelt kocht. In meiner Kindheit gab auch meine Großmutter manchmal ein Stück grüne Papaya mit in den Fleischtopf. Sie hatte nie lesen gelernt und nie etwas von Papain gehört, aber sie wußte von ihrer Mutter, daß man Papaya als Zartmacher für Fleisch verwenden kann. Die Gepflogenheit wurde wahrscheinlich während des 16. und 17. Jahrhunderts zusammen mit der Papayapflanze in die Länder des Ostens gebracht.

Obwohl man sich diese Eigenschaft der Papaya schon seit Jahrhunderten zunutze macht, wurde erst vor wenigen Jahren festgestellt, daß sie auf das Papain zurückzuführen ist. Papain ist ein Enzym, das in dem weißen Latex (oder Saft) der ganzen Pflanze vorkommt, die größten Mengen sind jedoch in der vollentwickelten, aber noch unreifen Frucht enthalten. Um Papain zu gewinnen, wird die unreife Frucht mit einer scharfen Klinge oder einem Messer eingeschnitten, damit der weiße milchige Saft austritt. Sobald dieser Saft gerinnt, bildet sich über dem Schnitt eine weiche Masse, die man abkratzt und in der Sonne oder bei künstlicher Wärme trocknet. Gewöhnlich schneidet man die Früchte am frühen Morgen ein, und bis Mittag ist die gesamte Prozedur abgeschlossen. Das so entstandene Rohpapain wird von den Erzeugerländern in den Tropen nach Amerika und Europa exportiert, wo man es für die Verwendung in verschiedenen Nahrungsmitteln, Arzneien und Kosmetika reinigt.

Neben Papain enthält die frische Papaya Chymopapain und andere Enzyme, sowie geringe Mengen eines Alkaloids (Carpain), ein Glykosid (Carposid), Pektin, die Vitamine A und C (hier liegen die Mengen beachtlich höher als bei Bananen und Orangen), weitere Vitamine, Mineralstoffe (Kalzium, Natrium, Eisen, Kalium), 10 % Kohlehydrate, 0,6 % Eiweiß und 0,1 % Fett.

Wirkung: Einige Wissenschaftler haben berichtet, das Papain würde Entzündungen und Ödeme lindern, andere konnten dies jedoch nicht bestätigen. Es ist aber bekannt, daß Papain totes Gewebe zersetzen kann, ohne umliegendes gesundes Gewebe zu schädigen. Diese Fähigkeit hat ihm den Ruf als ›biologisches Skalpell‹ eingetragen. Da Papain zu allergischen Reaktionen führen kann, etwa Nesselfieber und anaphylaktischem Schock, sollten empfindliche Menschen mit Papayas vorsichtig umgehen.

Carpain ist giftig, und es hat sich gezeigt, daß es auf das zentrale Nervensystem wirkt. Bei Mäusen und Kaninchen führte das zum Tod, weil Atemlähmung und Herzfunktionsstörungen auftraten.

Traditioneller Gebrauch: Den Spaniern wird nachgesagt, sie hätten als erste Papayasamen mit auf die Philippinen gebracht (von wo aus die Frucht nach China importiert wurde), und Captain Cook soll die Samen als erster nach Hawaii eingeführt haben. Wann die Papaya genau nach China kam, weiß man nicht, aber sie wird erstmals in einem Arzneipflanzenbuch des 16. Jahrhunderts, dem *Bencao gangmu*, beschrieben. Allerdings stimmt diese Beschreibung nicht ganz mit der Papaya, wie wir sie heute kennen, überein. In anderen alten Heilpflanzenbüchern wird die Papaya auch als »Frucht des langen Lebens« bezeichnet. Traditionell verwendet man sie hauptsächlich zur Behandlung von Verdauungsstörungen, Magenschmerzen, Ruhr, Verstopfung, Beschwerden beim Wasserlassen, Rheumatismus und Fußgeschwüren. Gewöhnlich wird für Verdauungsstörungen und Magenschmerzen die grüne Frucht und für Ruhr, Verstopfung und Beschwerden beim Wasserlassen die reife Frucht benutzt. In beiden Fällen kocht man die Papaya in Wasser und trinkt diese Abkochung. Die Frucht kann aber auch einfach roh gegessen werden.

Zur Förderung des Milchflusses während der Stillzeit kochen die Kantonesen die grüne Papaya mit Fleisch. Sie wird als Gemüse gegessen (siehe unten).
Bei Hautgeschwüren und Entzündungen werden Papayablätter zerstampft und als Kataplasma verwendet.

Hausmittel: Obwohl in den traditionellen Heilpflanzenbüchern offenbar keine Rezepte für die Papaya überliefert sind, benutzt man sie in der kantonesischen Volksmedizin – außer als Obst oder als Gemüse – noch für viele andere Zwecke. Die folgenden zwei Beispiele stammen aus meiner Erinnerung.

Zur Förderung des *Milchflusses während der Stillzeit* läßt man eine kleine grüne Papaya (etwa 250 g) mit 60 g magerem Schweinefleisch in 2 l Wasser leise köcheln, bis die Flüssigkeit auf etwa ein Viertel eingekocht ist, was circa eine Stunde dauert. Man trinkt die milchige Brühe und ißt möglichst viel von der Papaya und dem Fleisch. Gewöhnlich wird diese Suppe über einen Zeitraum von mehreren Tagen gegessen.

Bei *Verstopfung* pflegte man bei uns zuhause zwei bis drei Scheiben (wahrscheinlich etwa 250 g) einer reifen Papaya zu essen. Von zuviel Papaya bekommt man jedoch Durchfall.

Bezugsquellen: Papayas werden in Gemüsegeschäften und manchmal auch in Supermärkten angeboten.

Paprika

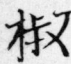

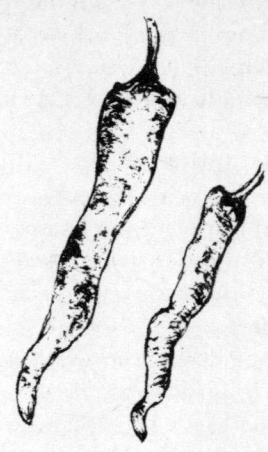

Allgemeines: Paprika ist auch noch unter einer Reihe anderer Namen bekannt wie beispielsweise Spanischer Pfeffer, Cayennepfeffer, Chili, Tabasko oder Peperoni. Seine zahlreichen Sorten haben eines gemeinsam: den scharfen, beißenden Geschmack. Je nach Sorte können sie leicht bis außerordentlich scharf sein.

Der Paprika wurde in den letzten Jahrhunderten nach China eingeführt, und zunächst nannte man ihn dort *fanjiao*, was »Barbarengewürz« bedeutet. (So wie die Weißen alle Farbigen als Wilde zu bezeichnen pflegten, nannten die Chinesen alle Menschen außerhalb Chinas Barbaren.) Später gab man dem Paprika den Name *laqie* (»scharfe Eierpflanze«), da seine Form an die Aubergine erinnert. Heute wird im allgemeinen die Bezeichnung *lajiao* (»scharfes Gewürz«) verwendet.

Botanisch gesehen ist Paprika die Frucht von *Capsicum annuum*, *Capsicum frutescens* oder anderer *Capsicum*-Arten, die zur Familie der Nachtschattengewächse gehören. *Capsicum annuum* ist einjährig und wird bis zu 1 m hoch, bei den anderen Arten handelt es sich jedoch zumeist um ausdauernde Sträucher. Alle sind im tropischen Amerika heimisch, werden heute aber auf der ganzen Welt angebaut. Manche Arten von *Capsicum annuum* bilden scharfe Früchte aus, andere Arten der gleichen Pflanze tragen mildschmeckende Früchte, den sogenannten Gemüsepaprika.

Paprika findet sowohl in der Küche als auch in der Volksmedizin häufig Verwendung. In der Küche benutzt man ihn meist gemahlen, eingelegt oder als Tabaskosauce. Bei vielen Chinesen ist darüber hinaus mit Pflanzenöl getränktes Pulver sehr beliebt. Ferner verwendet auch die Lebensmittelindustrie häufig Paprikaextrakte, unter anderm für Fleischprodukte, Backwaren und alkoholische wie nichtalkoholische Getränke. Früher benutzte man sie auch für pharmazeutische Präparate zur Behandlung von Arthritis, Rheumatismus, Neuralgie und Hexenschuß, das ist heute jedoch nicht mehr sehr verbreitet. Dagegen findet man sie noch in bestimmten Präparaten, die Kinder vom Daumenlutschen und Nägelkauen abhalten sollen.

Der scharfe Geschmack des Paprikas ist auf seinen Bestandteil Capsaicin und dessen Derivate zurückzuführen. Bei getrockneten Paprika reicht die Konzentration von weniger als 0,1 % (leicht scharf) bis zu 1,5 % (sehr scharf). Getrockneter Paprika setzt sich außerdem noch aus 13 % Eiweiß, 9 % Fett, 60 % Kohlehydraten, Mineralstoffen und einem außergewöhnlich hohen Anteil an Vitamin A (beinahe soviel wie in Trockenmöhren) zusammen. Frischer Paprika enthält ferner große Mengen Vitamin C (das Mehrfache von Orangen), das jedoch während der Trocknung weitgehend zerstört wird. Wollte man aber den hohen Nährwert von Paprika ausnutzen, müßte man taube Geschmacksknospen haben, denn sonst schafft man es wohl kaum genügend davon zu essen.

In der traditionellen westlichen Volksmedizin nimmt man Paprika als Tonikum ein oder um Appetit und Verdauung anzuregen. Äußerlich angewendet benutzt man ihn als Gegenirritans für die Behandlung von Rheumatismus, Arthritis und anderen entzündlichen Erkrankungen.

Wirkung: Paprika reizt Haut, Schleimhäute und Augen sehr stark. Der Rauch brennender Paprikaschoten ist für die Schleimhäute besonders schlimm; er wurde auf der Malayischen Halbinsel früher als Foltermittel benutzt. Fortgesetzter Kontakt mit Paprika oder seinen Extrakten kann zu Dermatitis führen. Bei Tierversuchen mit Ratten, denen Nahrung mit 10 % Paprikaanteil gefüttert wurde, kam es zur Entwicklung von Lebertumoren. Diese Nebenwirkungen werden hier erwähnt, um daran zu erinnern, daß man Paprika nur in Maßen benutzen sollte.

Traditioneller Gebrauch: In der chinesischen Medizin wird Paprika immer in getrockneter Form verwendet. Man sammelt die reifen Früchte im Sommer oder Frühherbst und trocknet sie in der Sonne. Sie werden – wie in der westlichen Volksmedizin – dazu benutzt, um Appetit und Verdauung anzuregen und Arthritis und Rheumatismus zu behandeln. Auch nimmt man sie bei Unterleibsschmerzen, Erbrechen, Durchfall, Frostbeulen, Tinea, Malaria, giftigen Schlangenbissen und Hämatomen.

Heutiger Gebrauch: Die Verwendung von Paprika zur Behandlung von Erfrierungen ist ausführlich dokumentiert. Erstmals findet sie sich in einem Heilpflanzenbuch des 18. Jahrhunderts, dann in späteren Werken und schließlich in modernen chinesischen Fachzeitschriften für Medizin. Heute behandelt man Erfrierungen und Frostbeulen mit einer schwachen Abkochung oder einem wäßrigen Auszug, bevor die Blasen aufgehen. Für die Abkochung kocht man 30 g Paprika drei bis fünf Minuten lang in 2 bis 3 l Wasser und seiht die Flüssigkeit dann ab. Sie wird – solange sie noch heiß ist – zum Abtupfen der betroffenen Stellen verwendet. Oder man stellt eine Salbe aus 30 g gemahlenen Paprikaschoten (mit Samen), 15 g Kampfer und 250 g Vaseline her. Mit dieser Salbe werden Erfrierungen und Frostbeulen eingerieben, bis sich ein brennendes Gefühl einstellt. Nach einem Bericht aus einer medizinischen Fachzeitschrift Nordchinas wurden 200 Patienten bis zu elf Tagen (meist aber weniger als fünf Tage) einmal täglich mit einer schwachen Paprikaabkochung behandelt. 188 genasen, bei acht zeigte sich eine Besserung, vier sprachen nicht an. Die größten Erfolge wurden bei Erfrierungen und Frostbeulen an Händen und Füßen erzielt.
Zur Behandlung von traumatischen Verletzungen, wie Prellungen oder Verrenkungen, die Hämatome oder geschwollene, schmerzende Gelenke zur Folge haben, wird eine Salbe aus einem Teil gemahlenem Paprika und fünf Teilen Vaseline verwendet. Man gibt den gemahlenen Paprika in die geschmolzene Vaseline, rührt gut um und läßt sie dann abkühlen. Die Salbe wird einmal täglich oder jeden zweiten Tag direkt auf die verletzte Stelle aufgetragen. Nach einem Bericht, der 1965 in einer Zeitschrift für traditionelle Medizin in Zhejiang erschien, konnten bei dieser

Behandlungsmethode sieben von zwölf Patienten geheilt werden, drei zeigten Besserung, zwei sprachen nicht an. In den erfolgreichen Fällen wurden durchschnittlich vier bis neun Behandlungen durchgeführt.

Außerdem nimmt die moderne chinesische Medizin den Paprika auch zur äußerlichen Behandlung von Parotitis (Mumps) und Beingeschwüren.

Bei innerlicher Anwendung beträgt die übliche Tagesgabe 1 bis 2,5 g. Nicht eingenommen werden sollte Paprika bei folgenden Beschwerden: Wunde Stellen, Furunkel, Zahnschmerzen, Augenerkrankungen und Hämorrhoiden.

Hausmittel: Eines der ältesten Hausmittel gegen *Frostbeulen* empfiehlt schlicht, die Haut einer Paprikaschote abzuziehen und sie direkt auf die Frostbeule zu legen.

Die Verwendung von Paprika zur Behandlung *giftiger Schlangenbisse* ist in einem Heilpflanzenbuch des 19. Jahrhunderts beschrieben. Der gebissenen Person wird empfohlen, einfach elf oder zwölf ganze Schoten zu kauen. Es heißt, Schmerzen und Schwellungen ließen dann nach, es bildeten sich Blasen, und aus der Wunde käme eine gelbe Flüssigkeit, während der Patient sich erholte. Man kann den Paprika angeblich auch zu einem Brei zerkauen und diesen direkt auf die Wunde auftragen. Der Patient soll dabei die Schoten nicht als scharf, sondern als süß empfinden. Ob diese Behauptung stimmt, weiß ich nicht. Wenn sie stimmt, dann muß Paprika mit Schlangengift reagieren und die Physiologie der Geschmacksknospen verändern.

Bezugsquellen: Paprika bekommt man in Lebensmittelgeschäften und Supermärkten.

Pfeffer
(schwarz und weiß)

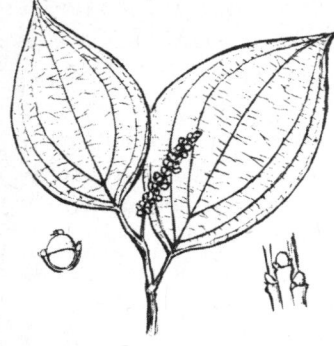

胡
椒

Allgemeines: Man unterscheidet zwei Arten von Pfeffer, den schwarzen und den weißen Pfeffer. Beide werden aus den Früchten der Pfefferpflanze gewonnen, deren wissenschaftliche Bezeichnung *Piper nigrum* lautet. Sie gehört zur Familie der Pfeffergewächse. Im Chinesischen heißt der Pfeffer *hujiao,* was »ausländisches Gewürz« bedeutet. Er ist in Südwestindien heimisch, wird heute aber auch viel in anderen tropischen Gegenden gezogen. Der Pfeffer ist eine ausdauernde, holzige Schlingpflanze mit vielen verdickten Blattknoten. Er wird etwa 5 m hoch und hat verhältnismäßig große ovale Blätter, die 8 bis 16 cm lang und 4 bis 9 cm breit sind. Die Blüten stehen in Ähren von etwa 10 cm Länge. Die kleinen runden Früchte werden beim Reifen rot und haben 4 bis 5 mm Durchmesser.
Schwarzer Pfeffer wird aus Früchten hergestellt, die sich

gerade rot zu färben beginnen. Man schneidet die ganzen Ähren ab und trocknet sie in der Sonne oder bei künstlicher Wärme. Durch die Trocknung werden die Früchte schwarz und runzelig. Dann entfernt man sie von den Ähren, und sie kommen als schwarzer Pfeffer in den Handel. Weißer Pfeffer wird aus Früchten hergestellt, die vollkommen rot geworden sind. Diese reifen Früchte werden einige Tage in Wasser oder Kalkmilch eingeweicht, dann wird das Perikarp (Haut) abgerieben, und nachdem man die Früchte gewaschen hat, werden sie in der Sonne getrocknet, damit sie die grauweiße Farbe bekommen, die für den weißen Pfeffer typisch ist.

Zu den wichtigsten Pfefferproduzenten gehören China, Malaysia und Indien.

Sowohl schwarzer als auch weißer Pfeffer finden auf der ganzen Welt als Gewürz häufig Verwendung. Schwarzer Pfeffer ist aromatischer, der weiße Pfeffer hat jedoch den feineren Geschmack. Die Chinesen bevorzugen weißen Pfeffer, im Westen scheint man jedoch lieber schwarzen Pfeffer zu verwenden.

Schwarzer Pfeffer enthält 2 bis 4 % ätherisches Öl, von dem der weiße Pfeffer nur winzige Mengen besitzt, da sich das meiste ätherische Öl im Perikarp befindet, das man beim weißen Pfeffer entfernt. Dieses ätherische Öl besteht aus Dutzenden aromatischer Substanzen, darunter Monoterpene und Sesquiterpene. Es enthält jedoch nicht die scharfen Bestandteile des Pfeffers, die Alkaloide.

Wenn man einmal von den unterschiedlichen Mengen an ätherischem Öl absieht, setzen sich schwarzer und weißer Pfeffer im wesentlichen aus den gleichen Bestandteilen zusammen. Dazu gehören 5 bis 9 % Alkaloide, von denen zwei (Piperin und Piperanin) als scharfe Substanzen bekannt sind. Nach einer Analyse des amerikanischen Landwirtschaftsministeriums enthält schwarzer Pfeffer ferner rund 11 % Eiweiß, 65 % Kohlehydrate, 3 % Fett, 13 % Rohfaser, kleine Mengen Mineralstoffe, darunter Kalium, Kalzium, Magnesium, Phosphor, Natrium, Eisen, Zink und wenig Vitamine (wie A, Niacin, Riboflavin und Thiamin). Im Vergleich dazu enthält weißer Pfeffer rund 10 % Eiweiß, 61 % Kohlehydrate, 2 % Fett, 4 % Rohfaser sowie Mineralstoffe und wenig Vitamine.

Obwohl der Pfeffer ein so beliebtes Gewürz ist, wird er in der westlichen Volksmedizin kaum verwendet. Man benutzt ihn nur gelegentlich als Stimulans, Karminativum oder Tonikum.

Wirkung: Pfeffer wirkt schweißtreibend, harntreibend und gegen Blähungen. Ferner erhöht er die Magensekretion und fördert die Magen- und Darmtätigkeit.

In einem Experiment, das in den späten fünfziger Jahren in China durchgeführt wurde, gab man 24 gesunden Versuchspersonen 0,1 g Pfeffer (einige Körner), den sie kauen, aber nicht herunterschlucken sollten. Ihr Blutdruck wurde vor, während und nach dem Kauen des Pfeffers gemessen. Dabei stellte man fest, daß er während des Kauens bei allen 24 Versuchspersonen anstieg. Ihre Pulsfrequenz änderte sich nicht auffällig. Nach 10 bis 15 Minuten war der Blutdruck bei allen Versuchspersonen wieder normal. Man weiß nicht, ob der vorübergehende Anstieg des Blutdruckes auf rein physiologische Faktoren, auf die Belastung, die durch das brennende Gefühl auf der Zunge entstand, oder durch die Wärme, die in Kopf und Körper empfunden wurde, zurückzuführen ist.

Pfeffer reizt darüber hinaus Nase, Augen und Haut.

Traditioneller Gebrauch: Pfeffer gelangte aus dem Westen nach China, und sein medizinischer Gebrauch wird erstmals in einem der berühmten Heilpflanzenbücher der Tang-Dynastie Mitte des 7. Jahrhunderts beschrieben.

Der Pfeffer soll Schleim lösen, Blähungen beseitigen, sowie den Körper entgiften und kräftigen. Er regt Magen und Dickdarm an, und man verwendet ihn hauptsächlich zur Behandlung von Erkrankungen des Magendarmtraktes wie Magenschmerzen, Übelkeit, Erbrechen, Durchfall, Ruhr, Verdauungsstörungen und Appetitlosigkeit. Darüber hinaus ist sein Gebrauch aber auch für andere Krankheiten wie Malaria, Cholera, Asthma bei Kindern, Zahnschmerzen, Epilepsie, durch Kalziummangel bedingte Krämpfe, Gliederschmerzen, Frostbeulen und Hundertfüßerbisse belegt. Obwohl der schwarze Pfeffer in der Pharmakopöe der Volksrepublik China zu finden ist, wird der weiße Pfeffer häufiger verwendet. Die übliche Tagesgabe beträgt 1,5 bis 3 g und wird als Abkochung, Pillen oder Pulver eingenommen.

Heutiger Gebrauch: In den vergangenen Jahren sind in chinesischen Gesundheits- und Medizinjournalen Berichte über den erfolgreichen klinischen Gebrauch des Pfeffers zur Behandlung verschiedener Krankheiten erschienen, wie beispielsweise Nephritis (Nierenentzündung), Nervenschwäche, durch Verdauungsstörungen bedingter Durchfall bei Kindern, chronische Tracheitis, Keuchhusten und verschiedene Hautkrankheiten. Meist wendete man den Pfeffer (als Kataplasma oder halbiert) auf ausgewählten Akupunkturpunkten an.

Um auf Verdauungsbeschwerden beruhenden Durchfall bei Kindern zu behandeln, wurden dagegen 1 g frisch gemahlener weißer Pfeffer und 9 g Traubenzucker gemischt. Kinder unter einem Jahr bekamen davon dreimal täglich 0,3 bis 0,5 g, Kinder zwischen ein und drei Jahren 0,5 bis 1,5 g. Die Behandlung dauerte drei Tage. Von 20 Kindern wurden 18 gesund, zwei zeigten Besserung.

Für ein Experiment zur Behandlung von Nierenentzündung verwendete man sieben Pfefferkörner und ein Hühnerei. Zunächst wurde ein kleines Loch in die Schale gestoßen, durch das man die Pfefferkörner in das Ei brachte, dann verschloß man es mit Hilfe von Mehl wieder. Man wickelte das Ei in nasses Papier und legte es zum Garen in einen Dampfeinsatz. Das gegarte Ei wurde geschält und mit den Pfefferkörnern gegessen. Erwachsene bekamen zwei Eier täglich, Kinder ein Ei. Die Behandlung dauerte zehn Tage, zwischendrin wurde sie drei Tage ausgesetzt. Von sechs Patienten waren fünf nach dreimaliger Wiederholung der Behandlung geheilt. Der sechste Patient litt bereits seit zehn Jahren an chronischer Nierenentzündung und sprach auf die Behandlung nicht an.

Hausmittel: Sowohl klassische als auch neue Heilpflanzenbücher enthalten zahlreiche Pfefferrezepte.

In einem neuen Rezept aus der Inneren Mongolei werden zur Behandlung von *Krämpfen,* die durch Kalziummangel bedingt sind, weißer Pfeffer und Hühnereischalen empfohlen. Dazu läßt man zwanzig Pfefferkörner und zwei Eischalen im Backofen leicht braun werden. Dann vermahlt man sie zu einem Pulver, mischt dieses gut und teilt es in 14 gleiche Portionen, von denen man zwei Wochen lang täglich jeweils eine mit abgekochtem Wasser einnimmt.

Ein anderes Rezept aus der Inneren Mongolei dient zur

Behandlung von *Frostbeulen* und *Erfrierungen*. Man weicht 30 g ganze Pfefferkörner sieben Tage lang in 300 ml Weißwein ein und filtert oder seiht den Wein anschließend ab. Er wird einmal täglich auf die erkrankten Stellen aufgetragen.

Bei *Übelkeit* und *Erbrechen* empfiehlt ein Rezept aus dem 10. Jahrhundert 1 g gemahlenen Pfeffer und 30 g frische, grob gehackte Ingwerwurzel mit zwei großen Tassen Wasser zu kochen, bis die Mixtur auf etwa die Hälfte eingekocht ist. Nachdem die festen Teile abgeseiht wurden, teilt man die Flüssigkeit in drei gleiche Portionen und trinkt diese im Laufe des Tages.

Im Oktober 1982 erschienen im *Journal for New Chinese Medicine* die folgenden zwei Rezepte (sie basieren auf traditionellen Heilpflanzenbüchern) gegen *Magenschmerzen*.

Für das erste verwendet man fünf Pfefferkörner (vorzugsweise weißen Pfeffer) und ein Hühnerei. Die Körner werden gemahlen und gut mit dem Ei verquirlt. Daraus bereitet man dann mit Pflanzenöl Rührei, das man noch mit ein wenig Salz abschmeckt. Auf diese Weise zubereitetes Rührei wird über einen Zeitraum von mehreren Tagen zu den täglichen Mahlzeiten gegessen.

Für das zweite Rezept benötigt man einen Schweinemagen und 5 g weißen Pfeffer. Nachdem der Schweinemagen gründlich gesäubert wurde, steckt man die Pfefferkörner hinein und dünstet den Magen bei geschlossenem Deckel in Wasser, bis er weich ist. Dann nimmt man die Pfefferkörner heraus und schmeckt mit Salz ab. Man trinkt die Brühe, ißt jedoch nur einen Teil des Fleischs, da Schweinemagen mitunter Verdauungsprobleme verursacht.

Beide Rezepte eignen sich nicht für Personen mit blutenden Magen- oder Darmgeschwüren oder Hämorrhoiden, oder für schwangere Frauen.

Bezugsquellen: Weißen und schwarzen Pfeffer bekommt man in Lebensmittelgeschäften und Supermärkten.

Rose

玖瑰花

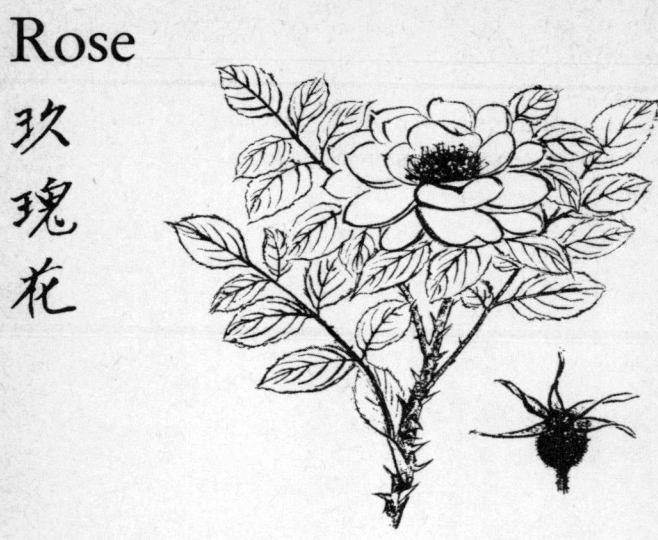

Allgemeines: Es gibt viele verschiedene Rosenarten und einige davon werden in der chinesischen Medizin verwendet. Zu ihnen gehören die Kartoffelrose und die Vielblütige Rose. Die Kartoffelrose heißt botanisch *Rosa rugosa*, die Vielblütige Rose *Rosa multiflora*. Beide gehören zur Familie der Rosengewächse. Die Kartoffelrosenblüte wird im Chinesischen *meiguihua* genannt, die Blüten der Vielblütigen Rose *qiangweihua*. Beide Rosen sind in Ostasien heimisch. Die Kartoffelrose ist ein kräftiger, winterharter Strauch, der bis zu 2 m hoch wird. Seine festen Stengel sind dicht mit Borsten und Dornen unterschiedlicher Größe bewehrt, seine Blätter bestehen aus fünf bis neun Fiederblättchen, die dick, gerunzelt und 2,5 bis 5 cm lang sind. Die Stipel (Anhangsorgane am Blattgrund) sind breit und blattartig, die Blüten violett oder weiß. Sie duften stark, stehen einzeln oder in Büscheln zusammen und haben – voll geöffnet – 7 bis 12 cm Durchmesser. Die ziegelroten Hagebutten erreichen 2,5 cm Durchmesser und mehr und sind mit langen (2,5 bis 4,5 cm) Sepalen gekrönt. Die Kartoffelrose blüht von Mai bis August und entwickelt zwischen Juni und September Früchte. Für die Verwendung in der chinesischen Medizin werden Blütenknospen gesammelt, die sich gerade zu öffnen beginnen. Man trocknet sie meist bei künstlicher Wärme, wodurch der größte Teil ihrer Farbe und ihres Duftes erhalten bleibt, was bei sonnengetrockneten Blüten nicht der Fall ist.

Die Vielblütige Rose ist ein kriechender oder kletternder dorniger Strauch. Ihre Blätter setzen sich aus fünf bis elf (meist sieben bis neun) Fiederblättchen zusammen, die 2 bis 4 cm lang sind. Die Stipel sind auffällig, gefranst oder kammartig. Die duftenden weißen Blüten stehen in Büscheln von 25 bis mehr als 100 zusammen (daher die Bezeichnung »Vielblütig«) und haben – voll geöffnet – 2 bis 4 cm Durchmesser. Die braunroten Hagebutten sind klein und haben meist nicht einmal 6 mm Durchmesser. Diese Rose blüht von Mai bis Ende Juli und entwickelt im August und September ihre Früchte. Für den medizinischen Gebrauch werden an einem sonnigen Tag vollgeöffnete Blüten gepflückt und in der Sonne getrocknet.

Alle Rosenblüten enthalten etwas ätherisches Öl, das sie duften läßt. Dieses Rosenöl setzt sich aus vielen Aromastoffen zusammen, sein Hauptbestandteil ist Citronellol. Zu anderen wichtigen Stoffen gehören Geraniol, Nerol und Eugenol. Außerdem enthalten Rosenblüten Flavonoide (wie Quercitrin), β-Carotin und andere Pigmente.

Wirkung: Chinesische Wissenschaftler haben festgestellt, daß Rosenblütenabkochungen bei Mäusen die schädlichen Wirkungen von Antimonpräparaten aufheben.
Als Nahrungszusatz hat Rosenöl bei Katzen die Gallen- flüssigkeitsabsonderung durch die Leber gesteigert.

Traditioneller Gebrauch: Obwohl die Kartoffelrose in China heimisch ist, ist ihr Gebrauch in der traditionellen chinesischen Medizin erst seit wenigen hundert Jahren be- legt. Traditionell schreibt man ihr sowohl süßen als auch leicht bitteren Geschmack und wärmende Eigenschaften zu. Sie soll für das Fließen der Körperenergien sorgen, Menstruationsstörungen normalisieren und Stasen im Körper auflösen. Die Kartoffelrose gehört zu den offizi- nellen Arzneimitteln in der Pharmakopöe der VR China, und sie wird hauptsächlich für Magenleiden (wie durch Schwellungen bedingte Magenschmerzen, Magenneuro- sen und chronische Gastritis) und Menstruationsstörun- gen (wie unregelmäßige und schmerzhafte Periode) ver- wendet. Ferner benutzt man sie zur Behandlung von rötli- chem oder weißem Ausfluß, Ruhr, rheumatischer oder rheumaartiger Arthritis, die durch wandernden Schmerz gekennzeichnet ist, Mastitis, Verrenkungen und Schwel- lungen. Die übliche Tagesgabe beträgt 1,5 bis 6 g und wird als Abkochung oder Pulver eingenommen.
Die Vielblütige Rose hat eine sehr viel längere Geschichte als die Kartoffelrose, obwohl sie heute nur selten verwen- det und im Moment auch nicht in der Pharmakopöe der VR China geführt wird. Man schreibt ihr süßen Ge- schmack und kühlende Eigenschaften zu. Sie soll Som- merhitze vertreiben, den Magen beruhigen und Blutungen stillen. Zu den Erkrankungen, für die man die Vielblütige

Rose verwendet, gehören unter anderem durch Überhitzung bedingtes Blutspucken, trockener Mund, übermäßiger Durst, Malaria, Durchfall und äußerliche Blutungen. Die übliche Tagesgabe beträgt 3 bis 6 g und wird als Abkochung eingenommen. Bei äußerlicher Anwendung trägt man sie in Pulverform direkt auf.

Hausmittel: Kartoffelrosen sind in der Volksmedizin Chinas recht gebräuchlich und wachsen in vielen chinesischen Hausgärten. Es existieren zahlreiche Rezepte zur Behandlung verschiedenartigster Erkrankungen. Hier sind einige einfachere.

Ein bekanntes Heilpflanzenbuch aus dem 18. Jahrhundert enthält ein Rezept zur Behandlung *schwerer Ruhr,* bei der der Patient appetitlos ist und alles wieder erbricht, was er zu sich nimmt. Das Rezept empfiehlt eine Abkochung aus Kartoffelrosenblüten, die im Schatten getrocknet wurden. Da über Dosierung und Zubereitung keine genaueren Angaben gemacht werden, sollte man hier mit der üblichen Dosis eine normale Abkochung zubereiten.

Zur Behandlung von *Schwellungen* oder *Entzündungen* werden Kartoffelrosenblüten (ohne Stiele) bei schwacher Hitze im Ofen getrocknet und dann zu einem Pulver vermahlen. Von diesem Pulver nimmt man mit Wein 3 g ein. Das Rezept stammt aus einem klassischen Heilpflanzenbuch.

Bei *Durchfall,* der auf *chronischer Gastritis* beruht, empfiehlt ein Hausmittel die Verwendung frischer oder getrockneter Rosenblätter. Man überbrüht 3 g getrocknete Rosenblätter (bei frischen Blättern die doppelte Menge nehmen) mit einer Tasse kochendem Wasser und läßt den Tee zehn Minuten ziehen. Dann wird er getrunken. Man bereitet ihn über einen Zeitraum von mehreren Tagen zweimal täglich zu.

Zur Behandlung *kleinerer Verrenkungen* empfiehlt ein modernes Heilpflanzenbuch auf folgende Weise einen Rosenwein herzustellen: Man weicht 15 g getrocknete Kartoffelrosenblüten vier Stunden in 120 ml Weißwein ein und seiht oder filtert die Blüten wieder ab. Der Wein wird in drei Portionen geteilt, die man an drei aufeinanderfolgenden Tagen trinkt.

Um Erkrankungen zu behandeln, die durch sommerliche *Hitze* bedingt und durch *Engegefühl* in der Brust, *Durst, Blutspucken, Erbrechen* und *Appetitlosigkeit* gekennzeichnet sind, empfiehlt ein modernes Heilpflanzenbuch aus Shanghai 5 bis 10 g Blüten der Rosa multiflora als Abkochung einzunehmen.

Bezugsquellen: Getrocknete Blüten sind in der Apotheke erhältlich. Während des Sommers kann man auch im Garten oder in der Natur frische Blüten sammeln.

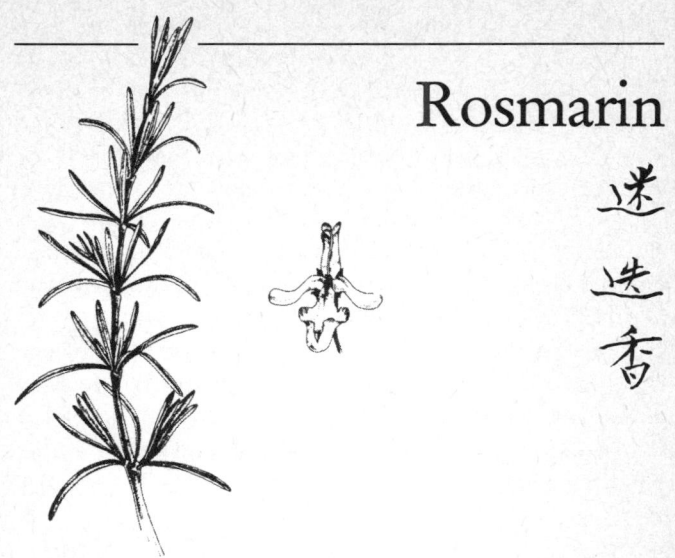

Rosmarin

迷
选
香

Allgemeines : Rosmarin ist ein bekanntes Küchenkraut, das man im Westen für viele Gerichte verwendet. Sein botanischer Name lautet *Rosmarinus officinalis,* und er gehört zur Familie der Lippenblütler. Im Chinesischen nennt man ihn *midiexiang* (»berauschender Duft«). Rosmarin ist ein kleiner immergrüner Strauch, der bis zu 2 m hoch wird. Seine duftenden Blätter sind dick, ledrig, schmal, etwa 3,5 cm lang und 2 bis 4 mm breit. Getrocknet dienen die Blätter als Gewürz. Rosmarin ist im Mittelmeerraum heimisch, wird heute aber weltweit angebaut. Rosmaringewürz und Rosmarinöl werden häufig für Lebensmittel wie Backwaren und Fleischprodukte verwendet. Rosmarinöl benutzt man auch gern für Seife, Creme, Lotion und andere Kosmetika.

In der westlichen Volksmedizin verwendet man Blätter

und Blütenstände von jeher als Tonikum, Stimulans und
Karminativum zur Behandlung von Verdauungsstörun-
gen, Magenschmerzen, Kopfschmerzen, Schnupfen und
Nervenanspannung. Äußerlich behandelt man mit ihm
Rheumatismus, Skrofulose, Ekzeme, blaue Flecken und
Wunden. Zusammen mit Borax kann ein Aufguß gegen
Kopfschuppen und trockene schuppige Haut sowie Kahl-
heit bereitet werden.

Getrocknete Rosmarinblätter enthalten etwa 5 % Eiweiß,
15 % Fett, 64 % Kohlehydrate, Mineralstoffe (wie Kalzium, Eisen und Magnesium), Vitamine (wie A und C),
etwa 0,5 % ätherisches Öl (Rosmarinöl) und andere biologisch wirksame Stoffe.

Wirkung: Westliche Wissenschaftler haben festgestellt,
daß Rosmarinextrakte Periodenblutung und Haarwuchs
unterstützen. Rosmarinöl tötet bestimmte Bakterientypen
ab, wirkt beim Menschen aber auch toxisch und kann in
großen Mengen eingenommen tödlich sein. Bei empfindlichen Menschen können Hauterkrankungen wie Kontaktdermatitis und Augenreizungen auftreten.

Traditioneller Gebrauch und Hausmittel: Rosmarin
wurde zu Beginn des 3. Jahrhunderts aus dem Westen
nach China eingeführt, und sein Gebrauch in der chinesischen Medizin ist erstmals Mitte des 8. Jahrhunderts belegt. Traditionell verwendet man ihn als Stomachikum
und Diaphoretikum (schweißtreibendes Mittel) und gegen
Kopfschmerzen. In neueren Heilpflanzenbüchern findet
er sich auch zur Förderung der Periodenblutung, zur Be-
ruhigung der Nerven und – zusammen mit Borax verwendet – zur Vorbeugung frühzeitiger Kahlheit. Die übliche

Tagesdosis liegt zwischen 4,5 und 9,5 g und wird in Wasser gekocht. Zusammen mit qianghuo (Notopterygium-Wurzel) geräuchert wird er seit alters her benutzt, um Mücken zu vertreiben.

Bezugsquellen: Rosmarin bekommt man in Lebensmittelgeschäften und Supermärkten. Man kann ihn aber auch im Garten oder auf der Fensterbank ziehen.

Safran

Allgemeines: Eine bekannte Zutat einiger populärer spanischer und französischer Gerichte (wie Paella und Bouillabaisse) ist Safran, das vermutlich teuerste aller Gewürze. Es wird aus dem *Echten Safrankrokus* gewonnen, einer ausdauernden Pflanze, die wissenschaftlich als *Crocus sativus* bezeichnet wird und zur Familie der Schwertliliengewächse gehört.

Im Chinesischen ist der Sfran allgemein unter zwei Namen bekannt – als *zanghonghua* und als *fanhonghua*. Der erste bedeutet ›tibetische rote Blume‹, der zweite ›ausländische rote Blume‹ oder ›Blume der Barbaren‹. Die Pflanze ist im östlichen Mittelmeerraum heimisch und besitzt eine große fleischige Zwiebel, aus der sich im Herbst Blätter und Blüten entwickeln. Heute wird sie – einjährig oder ausdauernd – weltweit gezogen. Gelegentlich ist sie auch schon mit der Herbstzeitlose verwechselt worden, die jedoch zur Gattung *Colchicum* und somit zur Familie der Liliengewächse gehört. Die Herbstzeitlose ist giftig und wurde früher zur Behandlung von Gicht, Rheumatismus und anderen Erkrankungen verwendet. Das Safrangewürz besteht aus den getrockneten Narben der Blüten. Für 1 kg Safran braucht man schätzungsweise 100000 bis 140000 Blüten. Er wird hauptsächlich in Spanien, Frankreich, Italien und der Türkei erzeugt.

Safran enthält etwa 2 % Crocine (Farbsubstanzen), etwa 2 % Pikrocrocine (bittere und aromatische Substanzen), 8 bis 13 % Fett, etwa 13 % Stärke, kleine Mengen der Vitamine B1 und B2, 0,4 bis 1,3 % ätherisches Öl, zahlreiche Spurenelemente und andere Stoffe.

Außer als Küchengewürz verwendet man den Safran für Parfum, Nahrungsmittel und einige alkoholische Getränke. In der westlichen Volksmedizin wird Safran als Sedativum, Diaphoretikum, Krampfmittel, mentruationsförderndes Mittel, Expektorans, Schmerzmittel und Aphrodisiakum benutzt. Unter anderem nimmt man ihn zur Behandlung von Husten, Keuchhusten, Magenblähungen, Schlaflosigkeit und Gicht.

Wirkung: In Tierversuchen haben sowohl chinesische als auch westliche Wissenschaftler festgestellt, daß Safranauszüge den Blutdruck senken, die Gebärmutter anregen, die Herztätigkeit hemmen, schweißtreibend wirken und Blutgefäße und Bronchien verengen.

Traditioneller Gebrauch: Wie der Name nahelegt, nimmt man an, daß der Safran – etwa vor 2000 Jahren während der Han-Dynastie – über Tibet aus dem Westen nach China gebracht wurde. In frühen Quellen gibt es bezüglich des Safrans jedoch einige Unklarheiten. Möglicherweise wurde er dort mit Saflor verwechselt. Spätere und präzisere Quellen legen seine Einführung aus dem Westen in die Zeit der Yuan- und Ming-Dynastien (1206 bis 1644).

In China wird der Safran selten als Gewürz verwendet. In der Medizin ist er dagegen seit Jahrhunderten im Gebrauch: er soll die Durchblutung anregen, Blutanschoppung und Blutgerinnsel beseitigen, Schmerzen und Schwellungen lindern und die Menstruationsblutung fördern. Man nimmt an, daß er Herz und Leber anregt. Zu den Erkrankungen, die man im allgemeinen mit Safran behandelt, gehören Depression, Engegefühl in der Brust, Angst, Schock, Verwirrtheit (Geistes- und Gemütsstörung), Blutspucken, Periodenschmerzen und andere Menstruationsbeschwerden, Blutanschoppung und Bauchschmerzen nach der Entbindung. Bei langfristigem Gebrauch soll Safran von Depressionen und Beklemmungsgefühlen befreien und Glücksgefühle erzeugen. Schwangere sollten ihn nicht einnehmen, da er anregend auf die Gebärmutter wirkt und so Fehlgeburten auslösen kann. Safran wird im allgemeinen als Tee oder Abkochung eingenommen, manchmal aber auch mit Wein. Die übliche Tagesdosis beträgt 3 bis 6 g. Safran ist relativ giftig, und große Dosen können tödlich wirken.

Hausmittel: Weil er so teuer ist, wird Safran selten als Hausmittel verwendet. Dennoch waren die folgenden drei Rezepte in alten Heilpflanzenbüchern zu finden.
Zur Behandlung von *Engegefühl in der Brust* oder *Unterleibsbeschwerden,* die auf Leiden wie *Verdauungsstörun-*

gen oder *Magen-Darmerkrankungen* (etwa Gastroenteritis) zurückzuführen sind, wird Safrantee empfohlen. Nach einem Rezept aus dem 18. Jahrhundert nimmt man pro Tasse eine Blüte (vermutlich drei Narben). Nach der Einnahme des Tees sollte man keine fetten oder salzigen Speisen essen.

Zur Behandlung von *Geisteserkrankungen* wie Bewußtseinsstörungen, und Auswirkungen von *Angst* und *Schock* legt man einige Safrannarben über Nacht in etwas Wsser. Dann wird die Flüssigkeit getrunken.

Ein Rezept aus einem alten Heilpflanzenbuch des 18. Jahrhunderts empfiehlt zur Behandlung von *Blutspucken* eine Safranblüte (vermutlich drei Narben) in ein geschlossenes Gefäß mit etwas Wein (am besten einen leichten Wein) zu legen und dieses dann 30 bis 45 Minuten bei geschlossenem Deckel in einem Topf über kochendes Wasser zu stellen. Anschließend wird der Wein getrunken.

Bezugsquellen: Safran gibt es in manchen Lebensmittelgeschäften und Supermärkten.

Schneckenklee
(Luzerne)

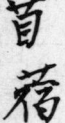

Allgemeines: Sowohl Luzerne als auch der Rauhe Schneckenklee sind im Chinesischen als *muxu* bekannt. Luzerne *(Medicago sativa)* heißt *zimuxu*, wobei *zi* ›violett‹ bedeutet und auf die Farbe der Blüten hinweist. Der Rauhe Schneckenklee *(Medicago hispida)* heißt *nanmuxu*. *Nan* bedeutet ›Süden‹ und bezieht sich vermutlich auf seine südchinesische Herkunft. Beide Pflanzen gehören zur Familie der Hülsenfrüchtler und sind in Eurasien (besonders im Mittelmeerraum) heimisch.

Der Rauhe Schneckenklee ist eine ein- oder zweijährige Krautpflanze, die 1 m und höher wird und gelb blüht. Sie wächst in vielen Ländern Europas wie auch in den USA und Teilen Kanadas wild. In Südchina wird sie angebaut. Im Westen nutzt man den Rauhen Schneckenklee hauptsächlich als Futterpflanze.

Luzerne ist eine ausdauernde Krautpflanze von etwa der gleichen Höhe und violetten Blüten. Sie hat eine außerordentlich lange Pfahlwurzel, die 2 bis 5 m tief in den Boden gehen kann. Luzerne wächst in vielen Teilen der Welt, und sie wird häufig als Futterpflanze angebaut, aber auch für andere Zwecke, beispielsweise als Heilpflanze. In den USA verwendet man Luzerneextrakte als Aromastoff für Getränke und Nahrungsmittel. In der amerikanischen Volksmedizin gilt die Luzerne als Tonikum und Diuretikum. Sie soll ferner die Lebenskraft erhöhen, den Appetit anregen und Gewichtszunahme bewirken. Interessanterweise verfüttert man sie aus dem gleichen Grund oft an Pferde. Luzerne soll Magengeschwüre und andere Krankheiten heilen können. Im allgemeinen verwendet man sie als Tee oder in Tabletten- oder Kapselform. Luzerne ist für die Produktion von Chlorophyll sehr bedeutend. Luzernekeime sind bei vielen gesundheitsbewußten Menschen im Westen eine beliebte Salatzugabe.

Westliche Wissenschaftler haben zahlreiche chemische Untersuchungen von Luzerne durchgeführt, die buchstäblich hunderte biologisch wirksamer Verbindungen enthält. Über den Rauhen Steinklee liegen nur wenige Untersuchungen vor, da er aber eng mit der Luzerne verwandt ist, können wir davon ausgehen, daß er ähnliche Inhaltsstoffe hat. Neben den üblichen pflanzlichen Bestandteilen wie Eiweiß (etwa 25 % des Trockengewichts), Rohfaser, Vitaminen, Mineralstoffen, Pflanzenenzymen und Pigmenten enthält Luzerne 2 bis 3 % Saponine (Glykoside, die – wie Seife – schäumen, wenn man sie mit Wasser mischt) sowie Alkaloide, Kumarin und andere chemische Verbindungen.

Da die Luzerne aus so vielen verschiedenen Substanzen

besteht, ist es schwer feststellbar, welche Stoffe welche Wirkungen auf den Körper haben. So wirken beispielsweise die Saponine der Luzerne hämolytisch (sie lösen Blutkörperchen auf) und können die Aufnahme von Vitamin E im Körper beeinträchtigen. Andererseits hat sich gezeigt, daß die gleichen Saponine bei Affen den Cholesterinspiegel des Blutes senkten, was vermuten läßt, daß dies auch beim Menschen möglich ist.

Keiner der Stoffe, die bisher isoliert wurden, kann jedoch mit dem Gebrauch von *muxu* in der traditionellen chinesischen Medizin in Verbindung gebracht werden. Da sich die Luzerne nun aber aus so vielen verschiedenen chemischen Bestandteilen zusammensetzt, deren Wirkung auf den menschlichen Körper noch nicht untersucht wurde, wäre es unsinnig, ein oder zwei dieser Bestandteile herauszupicken und ihre therapeutischen Eigenschaften erklären zu wollen.

Wirkung: Es muß stets berücksichtigt werden, daß manche Menschen auf Luzerne allergisch reagieren. Sie kann Dermatitis, Ekzeme, Urtikaria (eine durch starkes Jucken gekennzeichnete Allergie), Asthma oder Schnupfen hervorrufen, wenn man sie als Tee trinkt oder das getrocknete Kraut berührt.

Traditioneller Gebrauch: In der chinesischen Medizin verwendet man von Luzerne und Rauhem Schneckenklee einerseits die oberirdischen Teile (dazu gehören Blätter, Blüten und Stengel) und andererseits die Wurzel. Sie werden im Sommer oder Herbst geerntet und sowohl frisch als auch getrocknet benutzt.

Obwohl sie nicht zu den bekannteren chinesischen Heilpflanzen gehören, und ihre Anwendungsbereiche beschränkt sind, geht ihr Gebrauch in der chinesischen Medizin mindestens bis ins frühe 6. Jahrhundert zurück. Nach den Heilpflanzenbüchern sollen sie bitter schmecken, neutrale Eigenschaften haben und ungiftig sein. Man glaubt, daß sie Milz und Magen reinigen, Dick- und Dünndarm zuträglich sind und von Blasensteinen befreien – weshalb man sie in erster Linie verwendet. Die übliche Tagesdosis des frischen Krauts beträgt 95 bis 155 g und wird als Preßsaft eingenommen, oder man nimmt vom getrockneten Kraut 6 bis 9 g als Pulver ein.

Die *muxu*-Wurzel wird in der chinesischen Medizin mindestens seit Mitte des 7. Jahrhunderts benutzt. Sie soll bitter schmecken, Fieber senken und das Wasserlassen erleichtern. Man verwendet sie hauptsächlich zur Behandlung von Gelbsucht, Blasensteinen und Nachtblindheit. Besondere Anweisungen für den Gebrauch der *muxu*-Wurzel zur Behandlung von Blasensteinen finden sich im *Bengao gangmu* sowie in jüngeren Heilpflanzenbüchern. Es ist sicherlich erwähnenswert, daß Luzerne nach der westlichen Volksmedizin den Appetit steigern und zu Gewichtszunahme führen soll, während ein chinesisches Heilpflanzenbuch aus dem frühen 8. Jahrhundert sagt, die fortgesetzte Einnahme ließe den Körper frieren und hätte Gewichtsverlust zur Folge.

Heutiger Gebrauch: Im *Shansi Journal of Medical and Pharmaceutical Health* wurde 1960 über die Verwendung der frischen Wurzel des Rauhen Schneckenklees zur klinischen Behandlung von Nachtblindheit berichtet. Vier von sechs Patienten, die unter Nachtblindheit litten, genasen, nachdem sie täglich 30 g der frischen Wurzel, die in kleine

Stücke geschnitten und in Wasser gekocht worden war, bekommen hatten. Man hatte ihnen die ganze Mixtur (Wurzel und Flüssigkeit) verabreicht.

Hausmittel: Die folgenden Rezepte wurden modernen Heilpflanzenbüchern entnommen.

Zur Behandlung von *Blasensteinen* preßt man aus 95 bis 155 g der frischen Wurzel des Rauhen Schneckenklees den Saft heraus und nimmt ihn ein.

Bei *Ödem* oder *Wassersucht* bereitet man eine Suppe aus 15 g pulverisierten, getrockneten *muxu*-Blättern (Luzerne oder Rauher Schneckenklee), einem Stück Tofu (90-120 g) und 95 g Schweineschmalz, die man über einen Zeitraum von mehreren Tagen einmal täglich ißt.

Bei *Gelbsucht* und *Steinen im Harntrakt* wird entweder die frische Pflanze zerstampft und der Saft anschließend durch Musselin abgeseiht oder die Wurzel in Wasser gekocht. Vom Saft trinkt man zweimal täglich eine kleine Menge (30-60 g), die aufgewärmt wird, für die Abkochung verwendet man 15 bis 30 g der frischen Wurzel. Sie wird einmal täglich eingenommen.

Bezugsquellen: Luzerne und Rauher Steinklee sind Wildkräuter und überall zu finden.

Schwammgurke (Luffa)

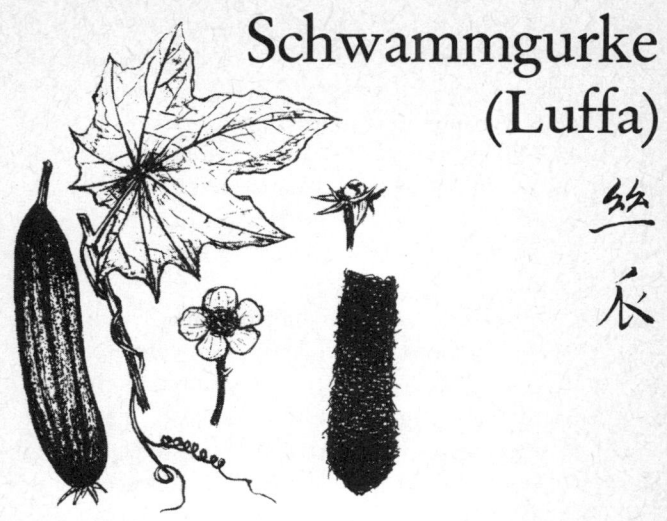

丝瓜

Allgemeines: Bei der Luffa, die man beim Baden häufig als Schwamm verwendet, handelt es sich um die fasrigen Überreste der alten reifen Frucht der Schwammgurke, die botanisch als *Luffa aegyptiaca* (oder *Luffa acutangula*) bezeichnet wird und zur Familie der Kürbisgewächse gehört. Im Chinesischen heißt sie *sigualuo*.

Die Schwammgurke ist eine einjährige Kletterpflanze und im tropischen Asien heimisch. Im Jugendstadium ist sie behaart, später nicht mehr. Die Stengel können bis zu 10 m Länge erreichen, die reifen, gelben Früchte sind meist 30 bis 60 cm lang, zylindrisch und häufig leicht gekrümmt. Die junge grüne Frucht ist bei den Kantonesen als Gemüse sehr geschätzt, insbesondere in Suppen.

Man läßt die Früchte alt werden und erntet sie im Herbst, meist nach dem ersten Frost. Fruchtfleisch, Schale und

Samen werden durch Reiben entfernt, oder man weicht die Frucht solange in Wasser ein, bis Schale und Fruchtfleisch faulen. Dann wäscht man sie zusammen mit den Samen heraus und läßt die schwammartige Luffa in der Sonne trocknen. In ihrer endgültigen Form hat die Luffa eine feste, drahtige und elastische Beschaffenheit. Ihr Durchmesser beträgt 6 bis 10 cm. Die Luffa wird hauptsächlich in Südostchina erzeugt, insbesondere in den Provinzen Jiangsu, Guangdong und Zhejiang.

Wer im Westen Wert auf Schönheitspflege legt, dem ist die Luffa nicht unbekannt. Seit vielen Jahren verwendet man sie bei uns als Badeschwamm, um alte Haut zu entfernen und die Durchblutung anzuregen. Sie ist fest genug, um die Haut wirksam zu reinigen, aber nicht so hart, daß sie die Haut verletzt, sofern man sie naß und mit genügender Vorsicht benutzt.

Traditioneller Gebrauch: Die Schwammgurke wird seit dem 10. Jahrhundert in der chinesischen Medizin verwendet. Sie ist im *Bencao gangmu* des Li Shizhen beschrieben und gegenwärtig in der Pharmakopöe der VR China zu finden. Die Luffa soll die Durchblutung fördern, den Fluß der Körperenergien unterstützen, Fieber senken und Schleim lösen. Man verwendet sie bei Gliederschmerzen, Engegefühl in der Brust, Rückenschmerzen, Bauchschmerzen, geschwollenen und schmerzenden Hoden, Ausbleiben der Regel, Hämorrhoiden, Darm- und Gebärmutterblutungen und zur Förderung des Milchflusses während der Stillzeit. Meist kocht man sie in Wasser und nimmt die Abkochung ein. Die übliche Tagesdosis beträgt 5 bis 10 g. Für die äußerliche Anwendung wird die Luffa in einem geschlossenen Topf mehrere Stunden lang vorsichtig erhitzt, bis sie vollkommen verkohlt ist. Die pulverisierte Kohle wird direkt auf die betroffenen Stellen aufgetragen.

Heutiger Gebrauch: Im *Chinese Journal of Ophtalmology* wurde 1982 ein Bericht veröffentlicht, der die Verwendung der Luffagurke zur Behandlung von Gesichtsrose (Herpes zoster) beschrieb. Die pulverisierte Kohle wurde mit 50 %igem Alkohol zu einer Paste vermischt, die man direkt auf den Ausschlag auftrug. Man führte diese Behandlung bei drei Patienten durch, die alle starke Schmerzen hatten – zwei bereits seit drei Tagen. Moderne Schmerzmittel hatten keine Linderung gebracht. Nachdem man die Luffakohlenpaste mehrmals aufgetragen hatte, verschwanden Schmerzen und Bläschen, und nach zwei Tagen setzte der Heilungsprozeß ein. Außer der Luffa wurden keine Arzneimittel verwendet. Alle drei Patienten hatten sich nach fünf bis sieben Tagen vollkommen erholt.

Hausmittel: Zur Behandlung eines *verrenkten Rückens* oder *arthritischer Schmerzen* werden 15 g Luffa geschnitten und in Wasser geköchelt, bis dieses auf ein Drittel oder ein Viertel seines Volumens eingekocht ist. Die Abkochung wird abgeseiht oder abgegossen und, mit etwas Weißwein vermischt, einmal täglich eingenommen.

Bezugsquellen: Luffa wird in Drogerien und Apotheken angeboten.

Senf

芥

子

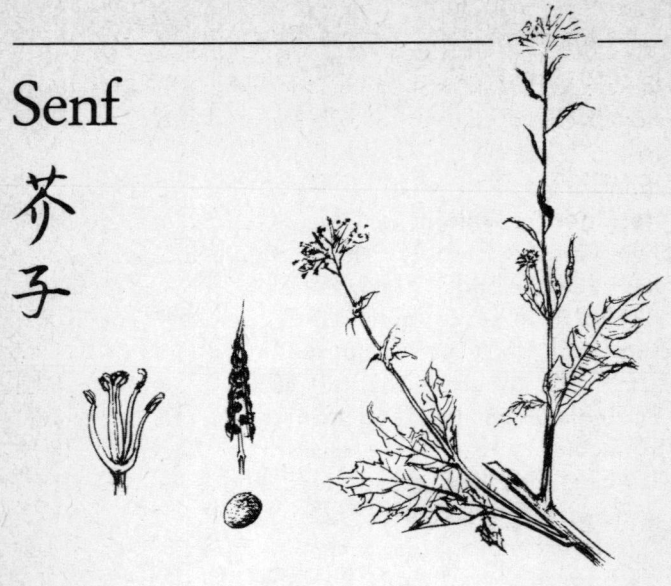

Allgemeines: In der chinesischen Medizin werden zwei Senfarten verwendet, und zwar weißer Senf und Sareptasenf. Weißer Senf wird botanisch als *Sinapsis alba, syn. Brassica hirta* und Sareptasenf als *Brassica junctea* bezeichnet. Die Samen des Sareptasenfs heißen im Chinesischen *jiezi* und die des weißen Senfs *baijiezi*. Beide Pflanzen sind ein- oder zweijährig und werden bis 1 m hoch. Sie gehören zur Familie der Kreuzblütler. Man nimmt an, daß der weiße Senf aus dem Mittelmeerraum stammt, während der Sareptasenf in Asien heimisch ist. Heute werden beide weltweit angebaut. Als Gewürz findet noch eine andere Senfart, der schwarze Senf *(Brassica nigra)*, häufig Verwendung, in der chinesischen Medizin benutzt man ihn jedoch nicht.

Daß Senfsamen scharf sind und die Augen tränen lassen,

liegt an stickstoff- und schwefelhaltigen chemischen Verbindungen, die Isothiozyanate heißen. Diese Verbindungen werden durch Glykoside gebildet, die man beim Sareptasenf als Sinigrin und beim weißen Senf als Sinalbin bezeichnet, und die normalerweise schon im trockenen Senfpulver vorhanden sind. Sobald jedoch Wasser hinzugefügt wird, spalten bestimmte Enzyme (wie Myrosin), die ebenfalls in den Samen vorkommen, diese Glykoside, und das Spaltprodukt sind Isothiozyanate. Hierin liegt der Grund, warum trockenes Senfpulver keinen scharfen Geruch hat, den es aber entwickelt, sobald es mit Wasser oder Essig zusammenkommt. Das im Handel befindliche Senfpulver ist oft eine Mischung aus Sareptasenf und weißem Senf. Schärferes Senfpulver entsteht dadurch, daß man zunächst das in den Senfsamen vorhandene Öl (Fett) entfernt. Dieses Öl macht mehr als ein Drittel des Gewichts aus, trägt aber weder zum Geruch noch zum Geschmack der Samen bei.

Abgesehen von Sinigrin beziehungsweise Sinalbin setzen sich die Samen der beiden Senfsorten aus den gleichen chemischen Stoffen zusammen. Sie enthalten unter anderem beachtliche Mengen Fett (25-37%), Eiweiß und Pflanzenschleim. Sareptasenf enthält ein ätherisches Öl (etwa 1%), das fast ausschließlich aus Allylisothiozyanat besteht, einem Spaltprodukt des Sinigrins. Dagegen enthält weißer Senf kein ätherisches Öl, denn das Spaltprodukt des Sinalbins (Isothiozyanat) ist nicht ätherisch.

In der westlichen Volksmedizin werden die Samen beider Arten zur Behandlung von Rheumatismus, Arthritis, Ischias, Hexenschuß und Neuralgie verwendet. Ferner werden sie als Brechmittel, Diuretikum, Stimulans, Appetitförderer und Rubefazienz benutzt.

Senföl wird auch als wirksamer Inhaltsstoff für bestimmte Abwehrmittel gegen Hunde und Katzen verwendet.

Wirkung: Senföl (Allylisothiozyanat) reizt die Haut stark und verursacht Blasen. Ferner läßt es die Augen tränen, und es gilt als besonders toxisches ätherisches Öl. Da dieses Öl entsteht, sobald Senfpulver feucht wird, sollte man sehr vorsichtig damit umgehen.

Traditioneller Gebrauch: Senf wird seit vielen Jahrhunderten in der chinesischen Medizin verwendet, und erstmals ist er in einem bekannten Heilpflanzenbuch des frühen 6. Jahrhunderts beschrieben. Hieraus geht jedoch nicht eindeutig hervor, ob beide Senfarten schon solange verwendet werden oder nur der Sareptasenf.

Bei beiden Arten werden die Samen im Spätsommer oder Frühherbst geerntet, wenn die Schoten gerade reif geworden sind, sich aber noch nicht geöffnet haben. Man zieht die ganzen Pflanzen aus dem Boden und trocknet sie in der Sonne. Dann werden sie gedroschen, und die Samen durch Sieben und Verlesen von Schmutz und anderen Pflanzenteilen getrennt.

Traditionell schreibt man beiden Senfarten die gleichen Eigenschaften zu. Sie sollen scharf schmecken, wärmen und ungiftig bis leicht giftig sein. Sie werden unter anderem zur Behandlung von Erbrechen, Husten, Magenschmerzen, Bauchschmerzen, empfindungslosen Füßen, Rheumatismus und traumatischen Verletzungen verwendet. Die übliche Tagesgabe beträgt 3 bis 9 g und wird als Abkochung, Pulver oder Pillen eingenommen. Für die äußerliche Anwendung bringt man das Pulver als Kataplasma direkt auf die betroffenen Stellen auf.

Heutiger Gebrauch: In den letzten zehn Jahren haben die Chinesen Senf zur Behandlung chronischer Bronchitis und schmerzender Knie verwendet.

Für chronische Bronchitis wurde eine 10-20%ige Lösung aus Samen des weißen Senfs hergestellt und diese an verschiedenen Akupunkturpunkten injiziert; bei 76 bis 85 % der etwa 300 behandelten Patienten erfolgreich.

Zur Behandlung von schmerzenden und geschwollenen Knien wurde 60 g weißes Senfpulver mit soviel Flüssigkeit gemischt, daß eine Paste entstand. Diese trug man auf die Knie auf. Sobald die Paste getrocknet war, wurde frische aufgetragen. Man setzte die Behandlung solange fort, bis sich Blasen bildeten.

Hausmittel: In den klassischen Heilpflanzenbüchern finden sich zahlreiche Rezepte (insbesondere für Sareptasenf), die meisten sind jedoch recht kompliziert.

Zur Behandlung von *Karbunkeln* und *Schwellungen* empfiehlt ein Rezept aus dem 7. Jahrhundert Sareptasenfpulver mit etwas Wasser zu mischen, die entstandene Paste auf ein Stück Papier zu streichen und dieses auf die erkrankte Stelle zu legen.

Bei *Skrofulose* (Schwellung der Lymphknoten am Hals) wird Sareptasenfpulver mit etwas Essig gemischt und zu kleinen Kuchen geformt. Diese legt man direkt auf die Knoten. Um das darunterliegende Fleisch nicht zu schädigen, müssen die Senfkuchen entfernt werden, sobald die Entzündung abklingt. Dieses Rezept stammt aus einem klassischen Heilpflanzenbuch.

Bezugsquellen: Senfkörner und Senfpulver sind in Supermärkten oder Lebensmittelgeschäften erhältlich.

Sesam

芝

蘇

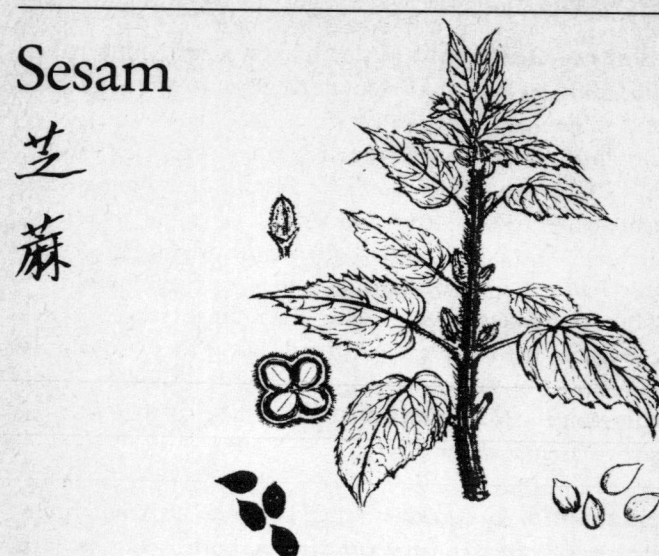

Allgemeines: Sesamsamen sind die Samen einer einjährigen Pflanze, die wissenschaftlich als *Sesamum indicum* bezeichnet wird und zur Familie der Pedaliengewächse gehört. Die Samen werden auf der ganzen Welt viel verwendet. Im Chinesischen nennt man die Sesampflanze *zhima* oder *huma*, was soviel wie ›öliger Hanf‹ oder ›ausländischer Hanf‹ bedeutet. Sie ist in Südasien heimisch und wird heute in Burma, China, Indien, dem Sudan und vielen anderen tropischen Ländern angebaut. Die Pflanze ist behaart und wird etwa 1 m hoch. Sie hat einen aufrechten Stengel und Blätter in verschiedenen Formen und Größen. Sie können schmal bis länglich oder fingerartig geteilt sein. Sie sind 3 bis 10 cm lang und haben 1,5 bis 5 cm lange Blattstiele. Die Pflanze blüht von Juni bis Ende August. Ihre Frucht ist eine Kapsel, die zahlreiche Samen enthält. Die

Sesamsamen werden im August oder September geerntet, nachdem die Kapseln gelblichschwarz geworden sind. Man schneidet die ganzen Pflanzen an der Basis ab, bündelt sie an den Spitzen und trocknet sie in der Sonne. Nach dem Trocknen drischt man die Samen aus und entfernt alle anderen Pflanzenteile. Durch weitere Trocknung gewinnt man die Samen, die im Handel angeboten werden.

Man unterscheidet hauptsächlich zwischen schwarzen und weißen Sesamsamen, die von weißen beziehungsweise schwarzen Sorten von *S. indicum* stammen. Die kleinen, glänzenden Samen sind glatt, oval und abgeflacht. Sie haben einen hohen Nährwert und enthalten etwa 55 % Öl, 26 % Eiweiß und 9 % Kohlehydrate, ferner Vitamin E, Folsäure, Nikotinsäure und Mineralstoffe (insbesondere Kalzium). Sesamöl enthält vor allem Ölsäure und Leinölsäure (jeweils etwa 43 %), 9 % Palmitinsäure, 4 % Stearinsäure sowie kleine Mengen Sesamol und Sesamolin.

Sesamöl wird durch Pressen der Samen gewonnen. Man unterscheidet zwischen Öl und gerösteten Samen und Öl aus ungerösteten Samen. Das erste duftet sehr stark, das zweite ist praktisch geruchlos. Öl aus gerösteten Samen wird in Asien gern in der Küche verwendet. Dagegen benutzt man Öl aus ungerösteten Samen hauptsächlich für Pharmazeutika. Es hat ähnliche Eigenschaften wie Olivenöl und wird wegen seiner abführenden, erweichenden und lindernden Eigenschaften als Vehikel (Trägersubstanz) für Injektionsmittel und andere pharmazeutische Präparate benutzt. Die beiden Sesamöle können nicht gegeneinander ausgetauscht werden.

In den Ländern des Westens wird Sesam häufig für Brot, Kekse und Brötchen verwendet. Hier bevorzugt man gewöhnlich die weiße Sorte.

Wirkung: In Experimenten, die in den letzten Jahrzehnten vor allem von westlichen Wissenschaftlern durchgeführt wurden, hat man festgestellt, daß Sesamsamen den Blutzuckerspiegel senken, bei Ratten aber die Glykogenwerte in der Leber und den Muskeln erhöhen.

Die beim Pressen des Öls entstehenden Preßkuchen sind, wenn man sie an Haustiere verfüttert, schädlich. Kälber, denen zu viele Preßkuchen gefüttert wurden, litten unter Ekzemen, Haarausfall und Juckreiz.

Traditioneller Gebrauch: Die Sesampflanze wurde etwa im 2. Jahrhundert v. Chr. zur Zeit der Han-Dynastie nach China gebracht. Die Samen werden seit mehr als 2000 Jahren in der traditionellen chinesischen Medizin benutzt und sind erstmals im Werk des Shennong beschrieben, wo sie in der Kategorie der ungiftigen Stoffe aufgeführt sind. Sie sollen die inneren Organe beleben, insbesondere Nieren und Leber gut bekommen und – wie bei der Behandlung von Verstopfung – »Trockenes feucht machen«. In ihrem medizinischen Wert sollen die schwarzen den weißen Sesamsamen überlegen sein, deshalb werden sie in der chinesischen Medizin bevorzugt. Gegenwärtig gelten sie als offizinelles Arzneimittel in der Pharmakopöe der VR China, und man behandelt mit ihnen Schwindel, unscharfes Sehen, durch Anämie verursachten Tinnitus (Ohrensausen), frühzeitiges Ergrauen, nach einer Krankheit auftretenden Haarausfall und Verstopfung. Zu anderen Anwendungsbereichen, die in den alten Heilpflanzenbüchern zu finden sind, gehören mangelnder Milchfluß während der Stillzeit, rheumaartige Arthritis, Lähmungen und allgemeine Abgeschlagenheit nach Krankheit. Sesamsamen werden auch äußerlich zur Behandlung von Insektenstichen, wunden Stellen und Hämorrhoiden verwendet. Die normale Tagesgabe beträgt 9 bis 15 g und wird als Abkochung, Pillen oder Pulver eingenommen. Zur äußerlichen Anwendung kann man mit der Abkochung die erkrankten Stellen abtupfen oder zerquetschte Samen auftragen.

Menschen, die unter Milzbeschwerden oder dünnem Stuhl leiden, sollten keine Sesamsamen essen.

Hausmittel: Obwohl in traditionellen wie in modernen Heilpflanzenbüchern zahlreiche Rezepte für eine ganze Anzahl an Erkrankungen zu finden sind, werden die Samen bei den Chinesen zuhause hauptsächlich als Nahrungsmittel, Tonikum oder Abführmittel verwendet. Dazu bereiten sie aus Sesamsamen und Reis ein Getränk (das man vielleicht besser als Suppe bezeichnet). Während meiner Kindheit in Hongkong gab es bei uns diese Suppe hin und wieder, wenn jemand *Verstopfung* hatte. Wir aßen sie jedoch alle, und wir Kinder mochten sie, weil sie gut schmeckte. Sie wird auf die gleiche Weise zubereitet wie ›Mandelmilch‹ (siehe Mandeln), man verwendet lediglich statt Mandeln Sesamsamen. Auch hier hängt die Konsistenz der Suppe von Reis- und Wassermenge ab. Sie wird von den Kantonesen in Hongkong häufig bei trockenem Wetter bereitet, um die inneren Organe und insbesondere den Darm zu entlasten.

Nach einem Rezept aus dem 8. Jahrhundert zur Behandlung schmerzender *geschwollener Glieder* werden fünf Teile Sesam erhitzt, um überschüssiges Wasser zu entfernen, gemahlen und mit einem Teil Wein gemischt. Man läßt das Ganze über Nacht stehen. Dann trinkt man den Wein bei Bedarf.

Im gleichen Heilpflanzenbuch empfiehlt ein Rezept zur Behandlung von *Verbrennungen* und *Verbrühungen,* die man sich in der Küche zugezogen hat, Sesam zu einer Paste zu vermahlen und diese auf die betroffenen Stellen aufzutragen. Die Paste eignet sich auch für *Insektenstiche* und insbesondere für *Spinnenbisse*.

Bei *Zahnschmerzen,* die mit *geschwollenem Zahnfleisch* einhergehen, empfiehlt ein Rezept aus dem 4. Jahrhundert einen Teil Sesamsamen in zwei Teilen Wasser zu kochen, bis etwa die Hälfte der Flüssigkeit verkocht ist. Der Rest wird zum Gurgeln verwendet. Angeblich soll dieses Mittel Wunder wirken.

Nach einem Rezept aus einem frühen Werk des 15. Jahrhunderts können *wunde Stellen* am Kopf und im Gesicht behandelt werden, indem man einfach rohe Sesamsamen kaut und diesen nassen Brei auf die Stellen aufträgt.

Im *Bencao gangmu* des Li Shizhen ist zu lesen, daß man zur Förderung des Milchflusses während der Stillzeit Sesamsamen rösten, mahlen und mit ein wenig Salz essen soll.

Li Shizhen hat auch ein Mittel für geschwollene, schmerzhafte *Hämorrhoiden* bereit: Man kocht Sesamsamen in Wasser und tupft die Flüssigkeit auf die betroffenen Stellen.

Zur Behandlung *nicht heilender wunder Stellen* und *Karbunkel* werden schwarze Sesamsamen gut geröstet, zu einer Paste vermahlen und als Kataplasma direkt auf die erkrankten Stellen gelegt. Dieses Rezept stammt aus einem Werk des 7. Jahrhunderts.

Bezugsquellen: Sesam bekommt man in Lebensmittelgeschäften und Supermärkten.

Sojabohne

大豆

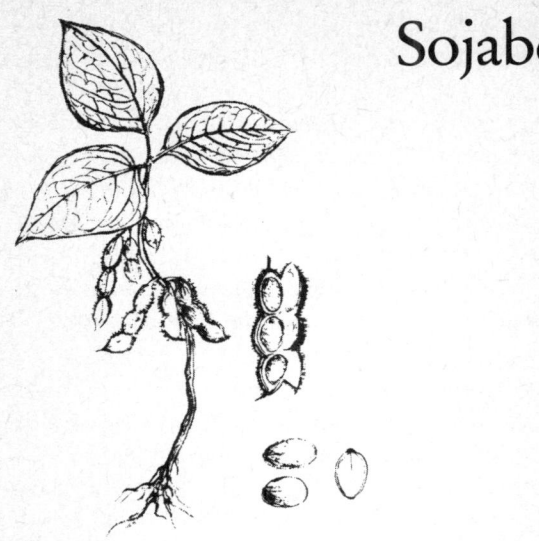

Allgemeines: In der chinesischen Medizin werden zwei Sojabohnensorten benutzt: die schwarze und die gelbe Sojabohne. Im Chinesischen heißen sie *heidadou* und *huangdadou*. Beide gehören botanisch gesehen zu *Glyzine max* und damit zur Familie der Hülsenfrüchtler. (In der Medizin verwendet man auch die Samenschale der schwarzen Sojabohne. Sie wird *heidadoupi* genannt.) Die schwarze Sojabohne hat eine schwarze Samenschale, die gelbe Sojabohne eine helle Schale.

In China werden Sojabohnen schon seit Jahrtausenden angebaut. Sie gehören dort zu den wichtigsten Eiweißlieferanten und werden in Form von Sojamilch, Tofu und anderen Produkten (siehe auch Tofu) verwendet. Heute kultiviert man sie auch in vielen Ländern des Westens, beispielsweise in den USA und in Brasilien.

Die Sojabohnenpflanze ist aufrecht, behaart, einjährig und wird etwa 30 bis 100 cm hoch. Im Spätsommer erscheinen Blüten, und im Herbst bilden sich Samen (Sojabohnen) aus, pro Hülse zwei bis vier Stück.

Sojabohnen sind reich an Eiweiß (bis zu 40 %). Außerdem enthalten sie etwa 18 % Öl, 33 % Kohlehydrate und 1,7 % Kalium sowie Enzyme und andere biologisch wirksame Substanzen. Zu den traditionell aus der Sojabohne gewonnenen Nahrungsmitteln gehören beispielsweise Tofu, Miso, Sojamilch, Sojasoße, Sojaöl oder Sojabohnenkeime (siehe auch Mungbohnen), von denen manche auch in der chinesischen Medizin verwendet werden. Zu neueren aus Sojabohnen gewonnenen Produkten zählen Sojamehl für die Viehfütterung (Rinder, Schweine, Hühner usw.), Mononatriumglutamat als Aromastoff für Nahrungsmittel und gereinigtes Eiweiß zur Herstellung von Fleischersatz (Schinkenspeck, Steaks usw.). Für Fleischersatz wird das Eiweiß so weit verändert, daß es Struktur und Konsistenz bestimmter Fleischprodukte erhält. Zusammen mit künstlichen Aromastoffen verarbeitet kann man sie kaum von Produkten aus echtem Fleisch unterscheiden. Sojabohneneiweiß wird auch zur Herstellung von Kunst- und Klebstoffen verwendet. Zu Beginn dieses Jahrhunderts versuchte Henry Ford – wenn auch erfolglos – tatsächlich ein Verfahren zu entwickeln, um Autos aus Sojabohnenkunststoff herzustellen, den man damals für Verteilergehäuse, Schalthebel, Hebelknöpfe, Lichtschalter und vieles mehr verwendete.

Wirkung: In den vergangenen Jahren haben verschiedene wissenschaftliche Untersuchungen im Westen belegt, daß die gelbe Sojabohne sowohl bei Menschen als auch bei Tieren den Cholesterinspiegel im Blut senken kann und bei Kaninchen vorbeugend gegen Arteriosklerose (Verdickung und Verhärtung der Arterien) wirkt.

Traditioneller Gebrauch: Die Verwendung der schwarzen Sojabohne ist in der chinesischen Medizin früher belegt als die der gelben Sojabohne. Die schwarze Sojabohne kennt man seit mindestens 2000 Jahren, und sie ist schon im Heilpflanzenbuch des Shennong aufgeführt, während man Belege für die gelbe Sojabohne erst um 1330 findet. Folglich ist der Gebrauch der schwarzen Sojabohne und ihrer Derivate besser dokumentiert. In der chinesischen Medizin verwendet man die schwarze Sojabohne und ihre Samenschalen, fermentierte schwarze Bohnen, gelbe Bohnen, gelbe Bohnenkeime und auch andere weniger bekannte Varianten der Sojabohne.

Die Schalen der schwarzen Sojabohne werden folgendermaßen gewonnen: Man weicht Bohnen in frischem Wasser ein, bis sie keimen oder sich zu Schale leicht löst. Dann werden die Schalen von den Bohnen getrennt und in der Sonne getrocknet. Bis zum Gebrauch bewahrt man sie an einem trockenen Platz auf. Der erste Beleg für die medizinische Verwendung der Schalen der schwarzen Sojabohne geht auf die Mitte des 8. Jahrhunderts, also auf die Zeit der Tang-Dynastie zurück. Sie sollen »das Blut ernähren«, die Sehkraft verbessern und Krankheitserreger abwehren. Man benutzt sie bei übermäßigem Schwitzen, Nachtschweiß, Schwindelgefühl, Kopfschmerzen und rheumaartiger Arthritis. Sie werden gewöhnlich in Form einer Abkochung eingenommen, die Tagesgabe beträgt 9 bis 16 g.

Fermentierte schwarze Bohnen (im Chinesischen *douchi*)

können gesalzen oder ungesalzen sein. Ungesalzene Bohnen werden in der chinesischen Medizin häufiger verwendet, obwohl sonst zwischen den beiden Sorten kein Unterschied besteht. Das Zubereitungsverfahren für die fermentierten Bohnen ist sehr kompliziert. Zunächst werden sie in einem wäßrigen Auszug aus den Blättern des Weißen Maulbeerbaums und einer Wermutart (etwa *Artemisia annua*) eingeweicht, anschließend in Dampf gegart und dann fermentiert. Es werden auch noch andere Pflanzen wie Süßholz und *Ephedra sinica* (*mahuang* – in dieser Pflanze wurde das Ephedrin entdeckt) dazu verwendet.

Erstmals ist der Gebrauch von fermentierten schwarzen Bohnen in der chinesischen Medizin im frühen 6. Jahrhundert zur Zeit der Liang-Dynastie belegt. Man schreibt ihnen einen bitteren Geschmack zu, und sie sollen sich gut zur Behandlung von Krankheiten der Lungen und des Verdauungsapparates eignen. Man verwendet sie zur Behandlung von Erkältungen, Fieber, Typhus, Kopfschmerzen und Brustbeschwerden. Bei diesen Krankheiten nimmt man gewöhnlich eine Dosis von 6 bis 12 g als Abkochung ein.

Gelbe Sojabohnen sollen die gleichen medizinischen Eigenschaften haben wie schwarze Sojabohnen und werden zur Behandlung ähnlicher Krankheiten verwendet.

Um gelbe Sojabohnen zu keimen, hält man sie solange warm und feucht, bis die Keime etwa 5 cm Länge haben. Obwohl man die gelben Sojabohnenkeime im Westen kaum kennt, sind sie auf chinesischen Tischen ein vertrautes Gemüse. Sie haben jedoch einen anderen Geschmack als die Mungbohnenkeime, die man hier bei uns meist in chinesischen Gerichten findet.

Heutiger Gebrauch: 1951 wurde in einer medizinischen Fachzeitschrift aus Nordchina berichtet, daß man mit der gelben Sojabohne erfolgreich langwierige Beingeschwüre behandelt hatte. Nach diesem Bericht waren die Sojabohnen in warmem Wasser gewaschen und dann in Wasser teilweise gegart worden. Durch Rühren hatte man die Schalen getrennt, und anschließend wurden sie entfernt. Dann zerstampfte man die Bohnen zu einer Paste und gab ein Konservierungsmittel dazu. Die Bohnenpaste wurde auf ein dickes Stück Verbandmull gestrichen und dann direkt auf das Geschwür gelegt. Dieser Umschlag wurde einmal täglich gewechselt. Man führte diese Behandlung bei vier Patienten durch, die zwischen anderthalb und zwölf Jahren unter Beingeschwüren gelitten hatten. Alle wurden geheilt. Diese Behandlung beruhte auf einem traditionellen Rezept.

1963 wurde in einer regionalen Fachzeitschrift aus Südostchina über die Verwendung der gelben Sojabohne zur Behandlung von Warzen berichtet. Die behandelten Patienten bekamen dreimal pro Tag ausschließlich gegarte Sojabohnenkeime zu essen, die weder gesalzen noch gewürzt waren. Erst am vierten Tag kehrten die Patienten wieder zu ihrer normalen Kost zurück. Alle vier Patienten wurden geheilt, und die Warzen kamen nicht wieder.

Hausmittel: Es gibt viele überlieferte Rezepte für die Sojabohne, doch traditionellerweise wird sie meist mit anderen Pflanzen zusammen verwendet. Hier folgen aber einige Mittel, für die man ausschließlich Sojabohnen braucht. Zur Behandlung von *Verbrühungen* und echten *Verbrennungen* und *Erysipel* (akute Bakterienerkrankung mit Fieber und schweren Entzündungen der Haut) werden schwarze Bohnen in Wasser gekocht. Die konzentrierte Flüssigkeit wird direkt auf die erkrankten Hautpartien aufgetragen. Die Wunden sollen heilen, ohne daß sich Narben bilden. Zur Behandlung von *Drogenvergiftungen*, beispielsweise durch Kroton oder Arsen, wird der gekochte Saft schwarzer Bohnen eingenommen. Manchmal kocht man die Bohnen zusammen mit Süßholz, um ihre entgiftende Wirkung noch zu verstärken. Übrigens war Krotonöl in den Vereinigten Staaten bis 1947 eine offizinelle Arznei (Abführmittel), dann wurde sie aufgegeben, weil man sie für zu gefährlich hielt. In der chinesischen Medizin werden Krotonsamen und Krotonöl jedoch wie seit Jahrtausenden für die Behandlung zahlreicher Leiden verwendet (beide sind auch schon bei Shennong beschrieben). Um Unwohlsein zu behandeln, das durch *trockenen Mund*, *Halsschmerzen*, *trockenen Husten* und *Verstopfung* gekennzeichnet ist und häufig auftritt, wird folgendes Mittel empfohlen: Man nimmt vier Pfund gelbe Sojabohnenkeime und kocht sie vier bis fünf Stunden in reichlich Wasser. Das Kochwasser wird getrunken.

Bezugsquellen: Sojabohnen und Sojabohnenprodukte bekommt man in Naturkostläden und manchen Supermärkten.

Sonnenblume

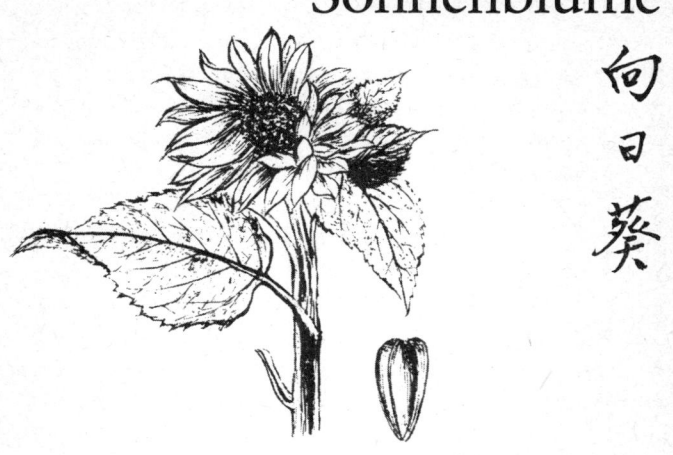

向
日
葵

Allgemeines: Die Sonnenblume ist bei Botanikern unter dem Namen *Helianthus annuus* bekannt, und sie gehört zur Familie der Korbblütler. In den Ländern des Westens verwendet man – sowohl in der Ernährung als auch in der Medizin – nur die Samen, in der chinesischen Medizin benutzt man dagegen praktisch alle Teile der Sonnenblume. In China heißt sie *xiangrikui* (zur Sonne gewendete Blume) oder *yizhangju* (3-Meter-Chrysantheme – was sich auf ihre Größe bezieht).

Die Sonnenblume ist in Amerika heimisch und wurde von den amerikanischen Ureinwohnern viele Jahrhunderte angebaut, da ihnen die Samen als Nahrungsmittel dienten. Die Pflanze wächst aufrecht, ist einjährig und wird bis zu 3,5 m hoch, der kräftige Stengel hat ein gutentwickeltes Mark. Die großen Blütenköpfe können bis zu 35 cm

Durchmesser erreichen. Sie haben meist gelbe Randblüten und eine braune Mittelscheibe, die Hunderte von Samen enthält. Die Sonnenblume wird heute in vielen Teilen der Welt wegen ihrer Samen, zur Ölgewinnung und als Zierpflanze angebaut. Wenn man sie zu Frühjahrsbeginn an einem warmen Platz aussät, blüht sie im Sommer und entwickelt im Frühherbst Samen.

Sonnenblumensamen (Kerne) sind sehr nahrhaft. Nach Analysen des amerikanischen Landwirtschaftsministeriums enthalten sie 24 % Eiweiß, 47 % Fett (Öl), 20 % Kohlehydrate, Mineralstoffe (insbesondere 0,84 % Phosphor und 0,92 % Kalium) sowie Vitamine (z. B. A und B). Bei Analysen anderer westlicher Wissenschaftler wurde ferner festgestellt, daß sie einfache pflanzliche Säuren (z. B. Zitronen- und Weinsäure) und auch komplexere Phenole wie China-, Coffein- und Chlorogensäure (siehe Geißblatt) enthalten. Das Öl enthält bis zu 70 % Linolsäure (eine ungesättigte Fettsäure) und kleinere Mengen Phospholipoide und Sterine, darunter Sitosterin und Vitamin E. Der Vitamin-E-Gehalt kommt dem des Weizenkeimöls nahe. Die Kohlehydrate bestehen hauptsächlich aus löslichen Zuckern (58 %), aber nicht aus Stärke.

Sonnenblumenblätter enthalten beachtliche Mengen an pflanzlichen Säuren (9 bis 12 % vom Trockengewicht), hauptsächlich Zitronen-, Apfel- und Fumarsäure, ferner Chlorogensäure, Neochlorogensäure, Isochlorogensäure, Coffeinsäure und andere wirksame Stoffe.

Das Sonnenblumenmark enthält Phenole wie China- und Chlorogensäure und darüber hinaus große Mengen Zucker (53 %). Die Blüten enthalten Flavonoide, Triterpenglykoside und Steroidverbindungen.

Wirkung: In Versuchen extrahierten Wissenschaftler die Phospholipoide aus dem Sonnenblumenöl und verfütterten sie an Ratten. Sie stellten fest, daß sie auf diese Weise bei den Tieren Hypercholesterinämie (vermehrter Cholesteringehalt des Blutes) und Hyperlipämie (vermehrter Fettgehalt des Blutes) vorbeugen konnten.

Nachdem Sonnenblumenöl Temperaturen von 100 bis 300°C ausgesetzt und dann an Ratten verfüttert worden war, führte es dagegen zu Leberschäden und verstärkte die Wirkung von Karzinogenen.

Extrakte der ganzen getrockneten Sonnenblumenpflanze, die indische Wissenschaftler in Form von Salbe anwendeten, förderten die Wundheilung.

Auszüge der Blüten und Blütenböden (siehe unten) senkten bei Versuchstieren (wie Katzen und Kaninchen) den Blutdruck. Auszüge der Sonnenblumenblätter besitzen antibiotische Wirkung und beugen Malaria vor.

Traditioneller Gebrauch: Die Sonnenblume wird in der chinesischen Medizin erst seit 200 bis 300 Jahren verwendet. Man nutzt praktisch alle Teile der Pflanze, das heißt Samen, Blätter, Blüten, Blütenböden (Blütenköpfe ohne Blütchen oder Samen), Wurzeln und Mark.

Sonnenblumenkerne werden zur Behandlung von blutiger Ruhr und Karbunkeln verwendet, die Schalen der Kerne zur Behandlung von Tinnitus (Ohrenrauschen). Die übliche Tagesgabe beträgt 15 bis 30 g Kerne beziehungsweise 9 bis 15 g Schalen. Sie wird als Abkochung eingenommen. Sonnenblumenblätter nimmt man als Stomachikum und zur Behandlung von hohem Blutdruck. Die übliche Tagesgabe beträgt 30 g des getrockneten Krauts, 60 g bei frischem Kraut. Sie wird als Abkochung eingenommen.

Sonnenblumenblüten verwendet man bei Schwindelgefühl, Schwellungen im Gesicht (Ödemen), Zahnschmerzen, und um Geburten einzuleiten. Die normale Tagesdosis beträgt bei getrockneten Blüten 6 bis 25 g, bei frischen 30 bis 60 g. Sie wird als Abkochung eingenommen.

Mit Sonnenblumenmark werden Erkrankungen der Harnwege wie Hämaturie (blutiger Urin), Chylurie (milchiger Urin), Steine und Beschwerden beim Wasserlassen sowie Keuchhusten und äußerliche Blutungen behandelt. Die übliche Tagesgabe beträgt 9 bis 16 g und wird als Abkochung eingenommen. Für die äußerliche Anwendung zerstampft man das frische Mark und trägt es direkt auf die betroffenen Stellen auf.

Mit Sonnenblumenwurzeln behandelt man Magenschmerzen, Beschwerden beim Wasserlassen, Verstopfung, traumatische Verletzungen, Gonorrhöe (Tripper) und Hernie. Gewöhnlich werden 15 bis 30 g frische Wurzeln in Wasser gekocht und eingenommen.

Die Blütenböden dienen zur Behandlung von Kopfschmerzen, Schwindelgefühl, Zahnschmerzen, Magenschmerzen, Bauchschmerzen, Menstruationsschmerzen, wunden Stellen und Schwellungen. Die übliche Tagesgabe beträgt 25 bis 60 g und wird als Abkochung eingenommen.

Heutiger Gebrauch: Von den verschiedenen Teilen der Sonnenblume, die in der chinesischen Medizin verwendet werden, haben sowohl die traditionellen als auch die modernen Ärzte den Blütenböden die größte Aufmerksamkeit geschenkt. In den letzten zehn Jahren hat man sie erfolgreich zur Behandlung von Arthritis und Mastitis eingesetzt.

Zur Behandlung von Arthritis wurden Blütenböden verwendet, die man während der Blütezeit geerntet hatte.
Man kochte sie solange in Wasser, bis nur noch eine klebrige Masse übrig war, und trug diese auf die erkrankten
Gelenke auf. Bei allen der mehr als 30 Patienten zeigte sich
eine Besserung der Symptome. Bei Mastitis waren Blütenböden verwendet worden, die man im Samenstadium gesammelt hatte. Nach dem Entfernen aller Samen wurden
die Böden in der Sonne getrocknet, in kleine Stücke ge-
hackt, geröstet, bis sie braun waren, und dann zu Pulver
vermahlen. Von diesem Pulver wurden dreimal täglich 9
bis 16 g mit Weißwein oder abgekochtem Wasser und
Zucker eingenommen. Bei allen auf diese Weise behandelten 122 Patienten waren die Heilungserfolge zufrieden-
stellend.

Hausmittel: Obwohl die Sonnenblume in der chinesischen Medizin ein relativ neuer Stoff ist, gibt es zahlreiche
Mittel für die Behandlung verschiedenster Krankheiten.
Bei *blutiger Ruhr* empfiehlt ein Volksmittel aus der Provinz Fujian, 30 g Sonnenblumenkerne eine Stunde vorsichtig in Wasser zu schmoren. Dann werden sie mit Kan-
diszucker eingenommen. Zur Behandlung von *durch Er-*
kältung bedingten Kopfschmerzen schreibt ein anderes
Hausmittel aus Fujian vor, 25 bis 30 g Blütenböden in
zwei großen Tassen Wasser zu kochen, bis das Wasser auf
eine halbe Tasse eingekocht ist. Diese Abkochung wird
zweimal täglich nach den Mahlzeiten eingenommen.
Nach einem Hausmittel aus Jiangxi (Südchina) sollen
durch *Tripper* verursachte Schmerzen im Penis mit frischer Sonnenblumenwurzel behandelt werden. Dazu
kocht man 30 g kurz in Wasser und trinkt die Flüssigkeit.

Ein Rezept aus Jiangxi empfiehlt bei *Hernie* 30 g frische Sonnenblumenwurzel mit Wasser und braunem Zucker zu kochen und diese Abkochung zu trinken.

Bei *Magen- oder Bauchschmerzen* wird ein frischer Blütenboden mit einem Schweinemagen geschmort und beides gegessen.

Um *Steine in Harnröhre oder Nieren* zu behandeln, empfiehlt ein Rezept aus einem modernen Heilpflanzenbuch der Provinz Jiangsu (Ostchina) die Verwendung von 1 m frischem Sonnenblumenmark, also etwa dem ganzen Stengel einer großen Pflanze. Das Mark wird in Wasser langsam auf ein Viertel seines Volumens eingekocht. Diese Abkochung trinkt man über einen Zeitraum von einer Woche täglich einmal.

Nach einem Rezept aus der Inneren Mongolei kann man frisches Sonnenblumenmark zerstampfen und es – um Blutungen zu stillen – direkt auf Schnitte, Prellungen und Wunden auftragen.

Bezugsquellen: Sonnenblumenkerne bekommt man in Naturkostläden, Supermärkten und evtl. Blumengeschäften; andere Teile der Sonnenblume erntet man am besten im Garten.

Sternanis

八角

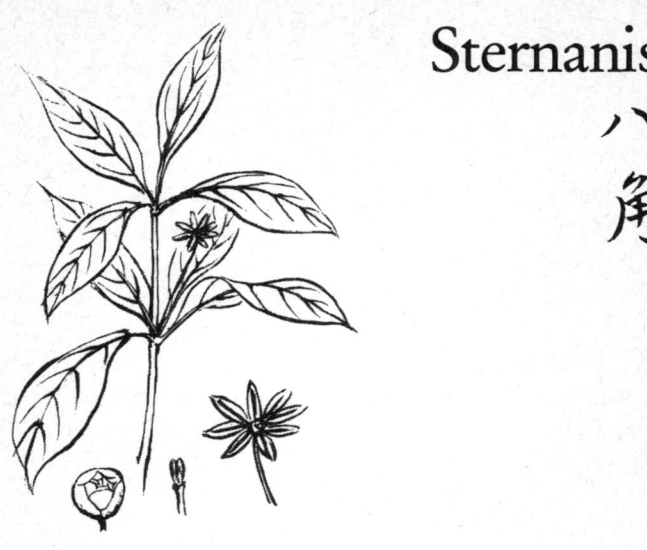

Allgemeines: Als Gewürz ist Sternanis gut bekannt, als Heilpflanze dagegen weniger. Im Geschmack und Aroma ist er seinen westlichen Gegenstücken, den Anissamen, sehr ähnlich, er hat vielleicht nur etwas mehr Schärfe. Die beiden Gewürze werden jedoch von zwei vollkommen verschiedenen Pflanzen gewonnen. Anissamen sind klein (sie haben die Größe eines Reiskorns) und stammen von einer einjährigen Pflanze, Sternanis ist dagegen sehr viel größer und hat bis zu 2,5 cm Durchmesser. Bei ihm handelt es sich um die sternförmige holzige Sammelfrucht eines relativ großen Baumes, der botanisch als *Illicium verum* bezeichnet wird und zur Familie der Anisgewächse gehört. (Er ist mit der Magnolie verwandt.)
Sternanis wird im Chinesischen *bajiaohuixiang* genannt. Das bedeutet soviel wie »achthörniger Fenchel« und be-

zieht sich auf seine ungewöhnliche achtzackige Form.
Manchmal hat er auch nur fünf Zacken, mitunter bis zu 13.
Bei jedem dieser Zacken handelt es sich um ein Balgfrücht-
chen, das einen einzelnen Samen enthält. In China wird
der Sternanis hauptsächlich in den Südprovinzen Guangxi, Guangdong und Yunnan erzeugt. Er ist auch als *dahui-
xiang* (»kleiner Fenchel«) bekannt, im Gegensatz zum
»großen Fenchel«. Bei letzterem handelt es sich um den
normalen Fenchel, der in der chinesischen Medizin für die
gleichen Zwecke verwendet wird wie Sternanis.

Der Baum erreicht bis zu 14 m Höhe und wächst in Süd-
china sowie Nachbarländern, beispielsweise Indien und
Vietnam. Da er in Südostasien heimisch ist, mag er war-
mes, feuchtes Klima und gutdrainierten, reichen Boden.
Sternanis wird gewöhnlich zweimal im Jahr – einmal im
Sommer und einmal im Winter – geerntet. Man trocknet
ihn entweder in der Sonne oder bei schwacher künstlicher
Wärme.

Sternanis enthält unter anderem etwa 5 % ätherisches Öl
(Sternanisöl), 22 % Fett, Eiweiß, Harze sowie zahlreiche
Aroma- und Duftstoffe. Die wichtigste chemische Verbindung (sie ist mit 80 bis 90 % vorhanden) ist das Anethol, das im wesentlichen aus Anisöl und aus Fenchelöl
besteht. Der Geruch von Sternanis und Anis ist auf die
ätherischen Öle zurückzuführen. Diese Öle sind in Geschmack und Aroma so ähnlich, daß sie in der amerikanischen Pharmakopöe und im Lebensmittelverzeichnis
(*United States Pharmacopeia* und *Food Chemicals Codex*)
beide unter »Anisöl« geführt und für die gleichen Zwecke
benutzt werden. Man verwendet sie zum Überdecken un-
erwünschter Gerüche in Arzneien und Kosmetika, als
Duftstoffe in Zahnpasta, Parfum, Seife, Creme, Lotion

und in Reinigungsmitteln sowie als Aromastoffe für Lebensmittel, Süßigkeiten (insbesondere Lakritze) und alkoholische Getränke (vor allem Anislikör). Anis und Sternanis werden ferner als Karminativum, Expektorans und in Hustenmitteln und Hustenpastillen als Stimulans benutzt.

Da Anis oder Sternanisöl schon seit langem mit Süßholz, insbesondere bei Lakritze, zusammen verwendet werden, glauben hier im Westen viele Leute, der typische Lakritzegeschmack rühre vom Süßholz her, doch tatsächlich wird der Geschmack des Süßholzes vom Anis überdeckt, wenn man die beiden zusammen benutzt.

In der chinesischen Küche ist der Sternanis sehr beliebt. Man verwendet ihn insbesondere für Marinaden und Soßen, beispielsweise für pikante Rindfleischgerichte, Huhn in Sojasoße und andere beliebte Speisen, die auch im Westen bekannt sind. Ferner gehört er zu den Gewürzen, aus denen die »Chinesischen Fünf Gewürze« bestehen.

Der Sternanis soll gelegentlich mit Japanischem Sternanis verfälscht werden, der von einem verwandten Baum, *Illicium anisatum* oder *Illicium syn. lanceolatum* stammt. Dieser Baum ist klein und wächst etwa in den gleichen Regionen wie der Echte Sternanis, außerdem findet man ihn in Taiwan und Japan. In der chinesischen Medizin verwendet man seine Blätter, Wurzeln und Wurzelrinde, jedoch nicht die Frucht. Japanischer Sternanis sieht dem Echten Sternanis ähnlich, während der Echte Sternanis jedoch gleichmäßig angeordnete Balgfrüchte hat, erscheint der Japanische Sternanis wie eine verformte Version von ihm. Seine Früchte sind gerunzelt und die Zacken nach oben gebogen, außerdem schmeckt er bitter und enthält die hochgiftigen chemischen Verbindungen Anisatin und

Neoanisatin, die im Echten Sternanis nicht vorkommen. Wäßrige Auszüge des Japanischen Sternanis werden in der chinesischen Landwirtschaft – insbesondere für Gemüse-kulturen – als Insektizid verwendet.

Wirkung: Sternanis kann bei empfindlichen Menschen zu Hautallergien, Reizungen und Dermatitis führen, was vermutlich durch das Anethol bedingt ist.
Alkoholische Auszüge von Sternanis haben keimtötende Eigenschaften und wirken gegen Bakterien und Pilze.

Traditioneller Gebrauch: Sternanis wird seit Jahrhun-derten in der chinesischen Medizin verwendet, schriftlich ist er jedoch erstmals im 16. Jahrhundert erwähnt. Tradi-tionell schreibt man ihm wärmende Eigenschaften zu (er stärkt die inneren Organe, insbesondere Herz, Nieren, Blase und Dünndarm), wirkt schmerzstillend und schleimlösend. Man verwendet ihn hauptsächlich zur Be-handlung von Erbrechen, durch Nierenleiden bedingten Hexenschuß und durch Hernie verursachte Unterleibs-schmerzen. Die übliche Tagesdosis beträgt 3 bis 6 g und wird als Pulver, Tee oder Abkochung eingenommen. Sternanisöl benutzt man hauptsächlich als Stomachikum und als Aromastoff für Arzneimittel. Als einmalige Dosis nimmt man gewöhnlich 0,02 bis 0,2 ml ein. Die Tagesdosis beträgt 0,06 bis 0,6 ml (weniger als 10–15 Tropfen). Zur Einnahme wird das Öl gewöhnlich in ein Glas warmes Wasser getropft. Sowohl Sternanis als auch Sternanisöl sind gegenwärtig in der Pharmakopöe der VR China zu finden.
Meist wird Sternanis mit anderen Pflanzen zusammen be-nutzt. Zur Behandlung von Übelkeit und Erbrechen ver-

wendet man ihn oft mit Ingwer und Nelken, bei Hernie mit Mandeln und Winterzwiebeln. Für einige traditionelle Rezepte verwendet man es auch zusammen mit giftigen Drogen wie Eisenhut, Regenwürmer, Schweineblasen oder Cannabissamen.

Hausmittel: Die folgenden traditionellen Rezepte sind jedoch einfacher. Zur Behandlung von *Dünndarmhernie* werden je 9 g Sternanis und Fenchel mit etwas Weihrauch gemischt und in drei bis vier Tassen Wasser solange gekocht, bis die Flüssigkeit auf etwa eine Tasse eingekocht ist. Dann wird sie getrunken. Um *starke Schmerzen*, die durch eine *Darmhernie* bedingt sind, zu behandeln, empfiehlt ein Rezept gleiche Mengen Sternanis und Litchikerne in einer eisernen oder stählernen Bratpfanne bei schwacher Hitze zu rösten, bis sie schwarz geworden sind. Dann vermahlt man sie zu Pulver, und von diesem nimmt man täglich 3 g mit warmem Wein ein. Ein anderes Rezept empfiehlt eine Mischung aus zwei Teilen Sternanis und einem Teil »Sichuanpfefferkorn« (ein bekanntes chinesisches Gewürz) zu rösten und dann zu Pulver zu vermahlen. Auch von diesem Pulver werden täglich 3 g mit Wein eingenommen.

Zur Behandlung von *Hexenschuß* wird Sternanis leicht gebraten oder geröstet und dann zu einem Pulver vermahlen. In einem Rezept steht, man solle von diesem Pulver 6 g vor den Mahlzeiten mit Wein einnehmen; ein anderes Rezept empfiehlt, die gleiche Dosis vor den Mahlzeiten mit einer salzigen Suppe zu essen. Das Salz soll angeblich die Wirkung des Sternanis auf die Nieren unterstützen. Gleichzeitig wird eine heiße Packung aus geröstetem klebrigen Reis direkt auf die betroffenen Stellen gelegt.

Um schmerzhafte *Blasenhernie* zu behandeln, nimmt man jeweils 30 g Sternanis und Mandeln. Man vermahlt sie mit 15 g des weißen Teils einer Winterzwiebel, der im Ofen getrocknet wurde, zu einem Pulver und nimmt von diesem täglich 6 g mit Wein und einigen Walnüssen ein.

Bezugsquellen: Sternanis bekommt man in einigen Lebensmittelgeschäften und Supermärkten.

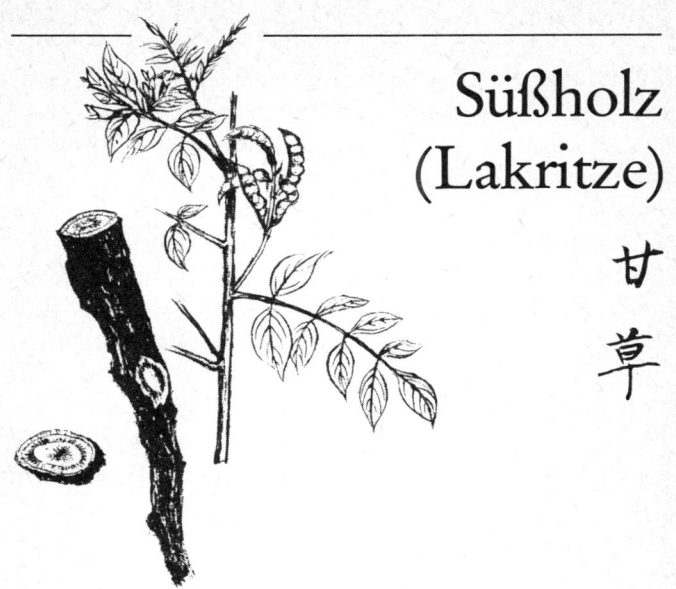

Süßholz (Lakritze)

甘
草

Allgemeines: Die Pflanze, die in der chinesischen Medizin vielleicht am häufigsten verordnet wird, das Süßholz (Lakritze), ist auch bei uns im Westen keineswegs unbekannt. Sie wird hier seit vielen tausend Jahren verwendet. Die meisten Menschen im Westen kennen das Süßholz vermutlich als Aromastoff für die beliebten Lakritzesüßigkeiten, obwohl die wenigsten wissen werden, daß dieser »Lakritzgeschmack« meist nicht von der Lakritze (Süßholz), sondern vom Anis (siehe Sternanis) kommt. Lakritze hat praktisch keinen Geruch und schmeckt angenehm süß, Anis schmeckt und riecht dagegen sehr intensiv.

Beim Süßholz handelt es sich um die getrockneten unterirdischen Sprosse (Ausläufer) und Wurzeln verschiedener Pflanzen, die zur Familie der Schmetterlingsblütler gehö-

223

ren und botanisch als *Glycyrrhiza uralensis, G. glabra, G. inflata* und *G. kansuensis* bezeichnet werden. In der chinesischen Medizin findet am häufigsten *Glycyrrhiza uralensis* Verwendung. Im Chinesischen heißt das Süßholz *gancao*, was »süßes Kraut« bedeutet.

Das Süßholz ist eine ausdauernde Krautpflanze oder ein Halbstrauch, und meist hat es lange, unterirdische Sprosse und lange Pfahlwurzeln (Hauptwurzeln). Die aufrechten Stengel werden 0,30 bis 2 m hoch. Man nimmt an, daß das Süßholz ursprünglich aus Eurasien stammt, heute wird es aber in vielen Teilen der Welt angebaut, insbesondere in Europa (beispielsweise in Spanien, Italien, England und Frankreich), dem Mittleren Osten (Iran, Irak, Syrien und Türkei), der Sowjetunion und Asien (insbesondere China).

Die Süßholzwurzeln (und Ausläufer) werden im Frühjahr und Herbst geerntet. Gewöhnlich schneidet man sie in 30 bis 120 cm lange Stücke und legt sie in die Sonne, bis sie halbtrocken sind. Dann werden sie gebündelt und noch einmal in die Sonne gelegt, bis sie vollkommen trocken sind. Manche Süßholzwurzeln werden auch geschält. Im Westen verwendet man das Süßholz hauptsächlich in Form von Auszügen, die meist getrocknet als Stangen oder Scheiben im Handel sind. Um sie herzustellen, läßt man die Wurzeln in heißem Wasser ziehen, bis das Wasser verdunstet ist, und trocknet den Extrakt in Form von Blöcken oder Stangen.

Das Süßholz ist eine der Arzneipflanzen, die heute am besten erforscht sind. Während der letzten Jahrzehnte wurden auf der Welt mehr als tausend wissenschaftliche Untersuchungen über Süßholz veröffentlicht. Aufgrund dieser wissenschaftlichen Arbeiten wissen wir heute, daß sich

Süßholz aus über 150 verschiedenen chemischen Verbindungen zusammensetzt. Der wichtigste Bestandteil ist das Glycyrrhizin, welches auch als Glycyrrhizinsäure bezeichnet wird. Es kommt im Süßholz in sehr unterschiedlichen Mengen vor (1 bis 24 %). Es ist fünfzigmal süßer als Saccharose (Rohrzucker), und wenn man es mit Saccharose und anderen Zuckern mischt, schmeckt es sogar noch süßer. Süßholz enthält – je nach Herkunft – auch sehr unterschiedliche Mengen an Stärke (2 bis 20 %) und Zucker (3 bis 14 %), sowie viele biologische Wirkstoffe, darunter Steroide, Flavonoide, Amine und Triterpenoide.

In der westlichen Volksmedizin wird Süßholz als Demulzens, Expektorans, leichtes Abführmittel, Diuretikum, Durstlöscher und zur Wundheilung verwendet. Man benutzt es seit Tausenden von Jahren zur Behandlung von Geschwüren, Erkrankungen der Blase und der Nieren, Laryngitis, Halsentzündung, Husten, Asthma, Tuberkulose, Fieber, Rheumatismus und verschiedenen anderen Leiden. Süßholzauszüge werden für Hustentropfen und Hustensäfte, Abführmittel, Toniken, Diuretika, Pastillen zur Raucherentwöhnung und anderen rezeptfreien Präparaten verwendet. Ferner dienen sie als Aromastoffe, um den Geschmack bestimmter Arzneimittel zu überdecken, die bitter sind oder Übelkeit erregen (wie Aloe-, Cascara-, Ammoniumchlorid- und Chininpräparate). Süßholz wird auch viel für Lebensmittel und Getränke verwendet, insbesondere für Lakritzesüßigkeiten, wo man es zusammen mit Sternanis benutzt.

Wirkung: Wie Ginseng ist Süßholz eine Pflanze, die in sehr unterschiedlicher Weise auf den Körper wirkt. Die folgenden Wirkungen wurden durch moderne wissenschaftliche Untersuchungen bestätigt: Es senkt den Cholesterinspiegel des Blutes sowie Fieber, lindert Entzündungen, fördert die Wundheilung, erhöht die Gallensekretion, verringert die Magensekretion, erhöht den Natriumspiegel des Blutes, aber senkt den Blutkaliumspiegel und steigert den Geschlechtstrieb.

Man hat festgestellt, daß Süßholz gegen Hustenreiz, Verstopfung, Geschwüre, Bakterien und Allergien hilft und die Entwicklung von experimentell induzierten Tumoren hemmt. Viele dieser Wirkungen sind auf das Glycyrrhizin zurückzuführen, andere konnten bisher noch nicht erklärt werden.

Während der letzten Jahrzehnte hat man ausführlich die Wirkung von Süßholz auf die Nebennieren untersucht. Man stellte fest, daß bei Personen, die über einen längeren Zeitraum große Mengen Lakritzesüßigkeiten aßen (mehr als 115 g täglich) und Patienten, deren Magengeschwüre mit Süßholzpräparaten behandelt wurden, Symptome wie Ödeme, Gewichtszunahme, hoher Blutdruck und Herzfunktionsstörungen auftraten. Aufgrund dieser Beobachtungen gaben die Wissenschaftler gesunden Versuchspersonen Lakritze zu essen und stellten dabei fest, daß schon 100 g täglich nach ein bis vier Wochen zu den obengenannten Symptomen führten. Es kam zu übermäßiger Natriumretension und Kaliumausscheidung, was Hypokalämie (Kaliummangel im Blut) zur Folge hatte. Diese Wirkungen waren jedoch nicht von Dauer. Die Symptome verschwanden, sobald die Versuchspersonen kein Süßholz mehr zu sich nahmen. Dennoch sollte man nicht zuviel Lakritze oder Süßholzprodukte essen, vor allem, wenn man unter Übergewicht, hohem Blutdruck, oder Herz- oder Nierenerkrankungen leidet.

Traditioneller Gebrauch: Erstmals soll das Süßholz vor etwa 5000 Jahren vom chinesischen Kaiser Shennong verwendet worden sein, heute ist es vermutlich die Pflanze, die in der chinesischen Medizin am häufigsten verwendet wird. Schriftlich ist sie erstmals im Werk des Shennong erwähnt, wo man sie in der Kategorie der ungiftigen Pflanzen findet.

Obwohl man das Süßholz für verschiedene Krankheiten auch ausschließlich verwendet, wird es weitaus häufiger als Ergänzung benutzt. Hier liegt seine Hauptaufgabe darin, die Wirkungen der anderen Pflanzen zu unterstützen oder ihre schädlichen Wirkungen abzumildern.

In der chinesischen Medizin werden dem Süßholz im wesentlichen die gleichen therapeutischen Eigenschaften wie in der westlichen Volksmedizin zugeschrieben, und man verwendet es für die gleichen Krankheiten. Es gibt jedoch wichtige Unterschiede, insbesondere was die Wichtigkeit und die Häufigkeit der Anwendung betrifft. In der chinesischen Medizin wird Süßholz am häufigsten zur Behandlung von Halsentzündungen, Husten, Herzklopfen, Magenschmerzen oder nervösem Magen, Geschwüren im Verdauungstrakt und wunden Stellen verwendet. Ein anderer wichtiger und häufiger Anwendungsbereich für Süßholz (den die westliche Volksmedizin nicht berücksichtigt) ist die Behandlung von Arznei- und Lebensmittelvergiftungen. Aber selbst in diesen besonderen Fällen wird Süßholz selten allein, sondern meist zusammen mit anderen Pflanzen benutzt. Die übliche Tagesdosis beträgt 1,5 bis 15 g, bei der Behandlung von Vergiftungen kann die Einzeldosis auch auf 30 g erhöht werden. Innerlich angewendet kann man Süßholz als Abkochung, Pulver oder Pillen einnehmen. Bei äußerlichem Gebrauch wird es eingeweicht oder in Wasser gekocht. Mit der Flüssigkeit tupft man die betroffenen Stellen ab.

Heutiger Gebrauch: In den letzten Jahren wurden in China viele der traditionellen Anwendungsbereiche unter modernen klinischen Bedingungen getestet, und ihre Wirksamkeit konnte durch moderne klinische Methoden bestätigt werden. In chinesischen nationalen und regionalen sowie in einigen japanischen Fachzeitschriften für Medizin und Naturwissenschaften erschienen darüber Dutzende von Berichten.

Am besten dokumentiert ist die Behandlung von Magengeschwüren, wo der Heilungserfolg bei 90 % liegt. Die Patienten bekommen im allgemeinen ein oder zwei Wochen lang Tagesgaben zwischen 7,5 und 15 g Süßholzwurzeln. Manchmal dauert die Behandlung auch bis zu sechs Wochen, aber dann besteht das Risiko, daß die Patienten Bluthochdruck, Ödeme und Herzasthma bekommen. In reiner Pulverform ist Süßholz wirksamer als Abkochungen oder handelsübliche Extrakte, da in der reinen Pflanze alle Wirkstoffe enthalten sind, während bei Extrakten manche durch den Zubereitungsprozeß verlorengingen.

Darüber hinaus wirkt Süßholz wissenschaftlich nachgewiesen gegen die Addinsonsche Krankheit (sie ist durch extreme Schwäche, Gewichtsverlust, niedrigen Blutdruck, Magendarmbeschwerden sowie eine bräunliche Verfärbung der Haut und der Schleimhäute gekennzeichnet), Tuberkulose, chronisches Bronchialasthma, Wasserharnruhr, Erfrierungen, infektiöse Hepatitis, Thrombophlebitis (Venenentzündung mit Thrombosebildung), Dermatitis und akute Schistosomiase (eine durch Parasiten hervorgerufene Wurmerkrankung).

Hausmittel: Süßholz, oder Lakritze, wird selten allein verwendet, die folgenden Rezepte bilden da jedoch eine Ausnahme. Entweder benutzt man es hier ausschließlich oder aber in Kombination mit nur ein oder zwei anderen Kräutern.

Magen- und Zwölffingerdarmgeschwüre werden mit einer Abkochung behandelt, für die man 15 g Süßholz 30 Minuten lang in drei Tassen Wasser kocht. Die Flüssigkeit sollte dann etwa auf die Hälfte eingekocht sein. Man trinkt sie über einen Zeitraum von ein bis zwei Wochen einmal täglich.

Bei *Halsentzündung* wird auf die gleiche Weise eine Abkochung aus 12 g Süßholz bereitet, die man für ein bis drei Tage einmal täglich einnimmt.

Bei *Magenschmerzen, Bauchschmerzen* oder *Übelkeit*, die auf eine Virusinfektion zurückgeht, verwendet man eine Abkochung aus 12 g Süßholz und 6 g Ingwer.

Wenn jemand versehentlich ein unbekanntes *Gift* gegessen hat, das nicht gezielt mit einem bestimmten Gegengift behandelt werden kann, gibt man eine Abkochung aus jeweils 30 g Süßholz und schwarzen Sojabohnen oder Mungbohnen (siehe auch Sojabohne und Mungbohne).

Zur Behandlung einer *Bleivergiftung* empfiehlt ein modernes Rezept, 9 g Süßholz mit 12 g Mandeln (Haut und Spitzen entfernen) in etwa vier Tassen Wasser zu kochen, bis dieses auf circa anderthalb Tassen eingekocht ist. (Das dauert 30 bis 40 Minuten.) Diese Abkochung wird drei bis fünf Tage lang zweimal täglich eingenommen.

Bei *Schlaflosigkeit, Angstzuständen* und *Herzklopfen* kocht man 3 g Süßholz mit 3 g *shichangpu (Acorus gramineus)* für 30 bis 40 Minuten in zwei bis drei Tassen Wasser, bis die Flüssigkeit etwa auf die Hälfte eingekocht ist.

Nachdem man sie abgegossen oder abgeseiht hat, teilt man sie in zwei gleiche Portionen. Eine trinkt man morgens, die andere abends.

Das folgende Rezept ist vielseitig, denn man kann es sowohl für Würze als auch für Salbe gegen *Verbrennungen*, die man sich in der Küche zugezogen hat, verwenden. Man weicht dazu 15 g Süßholzscheiben zwei Stunden lang in zwei Tassen heißem Honig ein. Dann seiht man sie ab, und der Süßholzhonig ist gebrauchsfertig.

Bezugsquellen: Süßholz oder Rohlakritze gibt es als Stangen oder Scheiben in Naturkostläden und in der Apotheke.

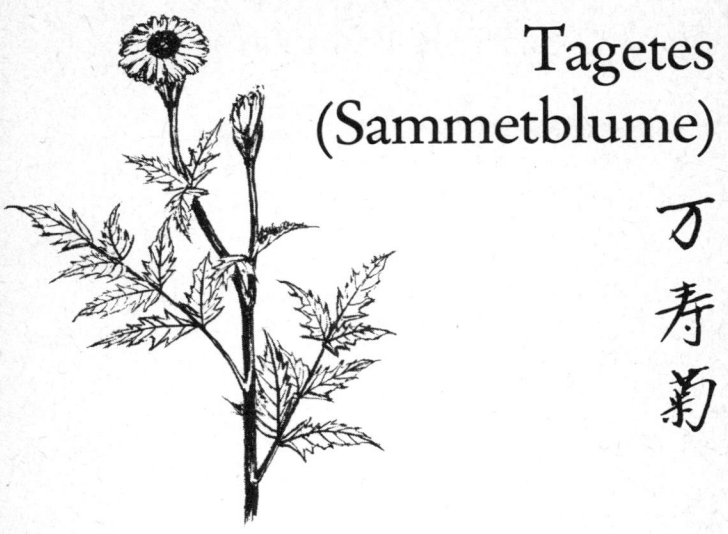

Tagetes
(Sammetblume)

万寿菊

Allgemeines: In der chinesischen Medizin werden zwei Tagetesarten verwendet – die Aufrechte Sammetblume und die Ausgebreitete Sammetblume. Die Aufrechte Sammetblume wird wissenschaftlich als *Tagetes erecta* bezeichnet, die Ausgebreitete Sammetblume als *Tagetes patula*. Beide gehören zur Familie der Korbblütler. In China nennt man die Aufrechte Sammetblume *wanshouju*, was »langlebige Chrysantheme« bedeutet, und die Ausgebreitete Sammetblume *xifanju*, was »westliche Chrysantheme« heißt und auf ihre Herkunft hinweist. Die Ausgebreitete Sammetblume wird, wenn man sie in der chinesischen Medizin verwendet, auch *kongquecao* oder »Pfauenpflanze« genannt.

Die Tagetes ist einjährig, wird etwa 0,30 bis 1 m hoch und riecht kräftig. Die Blüten der Aufrechten Sammetblume sind gelb bis orange und haben bis zu 10 cm Durchmesser; die Ausgebreitete Sammetblume hat sehr viel kleinere goldgelbe und meist rotgetupfte Blüten von bis zu 4 cm Durchmesser. Beide Tagetesarten sollen ursprünglich aus Mexiko stammen, heute werden sie mit zahlreichen Sorten auf der ganzen Welt angepflanzt.

Beide Tagetesarten sieht man in westlichen Ländern häufig als Zierpflanzen; *Tagetes erecta* wird aber auch im großen Umfang wegen seiner gelben Blüten angebaut, deren Blütenblätter man als Hühnerfutter verwendet. Die Haut der Hühner und das Dotter ihrer Eier bekommen dadurch die vertraute gelbe Farbe. Dies wird schon so lange praktiziert, daß die Verbraucher im Westen glauben, es sei die natürliche Färbung, und Hühner mit blasser Haut beziehungsweise Eier mit blassem Eidotter werden als unnatürlich und minderwertig betrachtet. Tagetes enthalten auch ein ätherisches Öl, das man für Parfum und viele Lebensmittel verwendet, wie beispielsweise alkoholische und alkoholfreie Getränke, Süßigkeiten, Süßspeisen, Würzen und Relishes.

Wirkung: Wissenschaftler haben festgestellt, daß Tagetesöl verschiedene Wirkungen auf Versuchstiere hat. Es beruhigt, löst Krämpfe, senkt den Blutdruck, erweitert die Bronchien und hemmt Entzündungen. Tagetesöl wirkt auch insektizid.

Tagetes verursachen – wie viele andere Pflanzen aus der Familie der Korbblütler – bei empfindlichen Menschen Kontaktdermatitis. Wer also auf Chrysanthemen oder andere Korbblütler allergisch reagiert, sollte sich auch mit Tagetes vorsehen.

Traditioneller Gebrauch: Die Verwendung von Tagetes in der chinesischen Medizin ist nur in modernen Heilpflanzenbüchern beschrieben, die zumeist aus Südchina stammen. Doch obwohl es an schriftlichen Quellen mangelt, werden Tagetes vermutlich schon seit vielen Generationen in der Volksmedizin einiger chinesischer Südprovinzen, insbesondere in Yunnan, Guizhou, Sichuan und Guangxi verwendet. Sowohl Blüten als auch Blätter der Aufrechten Sammetblume sammelt man meist im Sommer oder Herbst. Sie werden entweder frisch verwendet oder in der Sonne getrocknet.

Die Blüten der Aufrechten Sammetblume sollen Hitze vertreiben (bei Fiebererkrankungen), Erkältungen heilen und Schleim lösen. Ferner verwendet man sie zur Behandlung von Keuchhusten, durch Erkältung bedingten Husten, Verstopfung bei Kindern, akute Bindehautentzündung, Schwindelgefühl, Mumps und Mastitis. Die übliche Tagesdosis beträgt bei innerlicher Anwendung 3 bis 9 g getrockneter Blüten, die als Abkochung eingenommen werden. Äußerlich angewendet tupft man mit der Abkochung die erkrankten Stellen ab.

Die Blätter der Aufrechten Sammetblume werden hauptsächlich zur Behandlung von Karbunkeln, wunden Stellen und Furunkeln benutzt. Dazu nimmt man täglich 4,5 bis 9 g getrocknete Blätter als Abkochung ein. Bei äußerlicher Anwendung benutzt man die Abkochung zum Abtupfen der erkrankten Stellen oder trägt einen Brei aus frischen Blättern auf.

In der traditionellen chinesischen Medizin wird die ganze Pflanze der Ausgebreiteten Sammetblume verwendet. Auch sie sammelt man im Sommer oder Herbst und trocknet sie. Sie soll Hitze vertreiben und außerdem gegen

Husten und Durchfall helfen. Die Tagesdosis beträgt 9 bis
15 g und wird als Abkochung oder Pulver eingenommen.

Hausmittel: Überlieferte Rezepte gibt es für Tagetes nur
wenige. Bei den folgenden beiden werden neben der Tagetes keine weiteren Pflanzen verwendet.
Zur Behandlung von *Zahnschmerzen* und *brennenden
Augen* kocht man 15 g getrocknete Blüten in Wasser und
trinkt die Flüssigkeit.
Bei *Keuchhusten* kocht man 15 g frische Blüten in Wasser
und nimmt diese Abkochung zusammen mit »rotem Zukker« (eine Art Rohrzucker) ein.

Bezugsquellen: Tagetes werden viel als Zierpflanzen
gezogen und sind in Gartencentern und Blumengeschäften
erhältlich.

Tamarinde

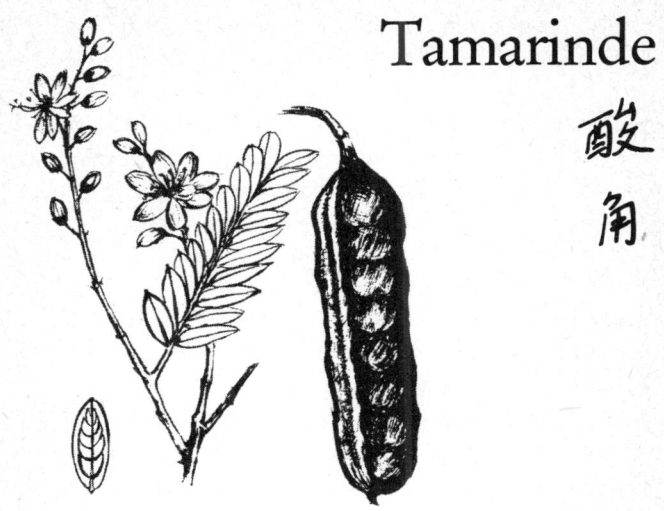

酸
角

Allgemeines: Die Tamarinde ist ein großer, immergrüner Baum, dessen Heimat im tropischen Asien und Afrika liegt. Botanisch nennt man ihn *Tamarindus indica*, und er gehört zur Familie der Schmetterlingsblütler. Im Chinesischen heißt die Tamarinde *suandou* oder *suanjiao*, was »saure Bohne« beziehungsweise »saure Frucht« bedeutet. Der Baum hat einen mächtigen Stamm und wird normalerweise 10 bis 20 m hoch; er kann aber auch bis zu 25 m Höhe erreichen. Er entwickelt Hülsenfrüchte von 5 bis 15 cm Länge und bis zu 2,5 cm Breite. Die reifen Früchte haben eine brüchige braune Schale und enthalten bis zu zwölf große Samen, die in braunem, fasrigen Fruchtfleisch eingebettet sind. Die reife oder beinahe reife Frucht wird als Nahrungsmittel und Arznei verwendet.
In den westlichen Ländern benutzt man das Fruchtfleisch

der Tamarinde in großem Umfang für Worchestersauce, Steaksaucen und andere Lebensmittel, im Fernen Osten findet es häufig in Chutneys und Currygerichten Verwendung. Um das Fruchtfleisch zur verarbeitenden Industrie zu verschiffen, wird es entweder in Sirup konserviert, was man im tropischen Amerika häufig macht, oder in Salz, was im Fernen Osten üblich ist. In den Anbauländern wird das Fruchtfleisch außerdem zur Herstellung von Erfrischungsgetränken benutzt.

Die westliche Volksmedizin verwendet das Fruchtfleisch als mildes Abführmittel und um Fieber zu senken. Zu diesem Zweck bereitet man daraus ein Getränk.

Tamarinde enthält große Mengen an pflanzlichen Säuren (16 bis 18 %). Sie bestehen hauptsächlich aus Weinsäure (sie kommt auch in Weintrauben vor) und Apfelsäure, die ihr den sauren Geschmack verleihen. Ferner enthält sie 20 bis 40% Zucker und, nach Analysen des amerikanischen Landwirtschaftsministeriums, 2,8 % Eiweiß, 0,6 % Fett, Mineralstoffe (insbesondere 0,8 % Kalium) sowie Vitamine (beispielsweise A, B und C).

Wirkung: Tamarindenfruchtfleisch hat bei Menschen leicht abführende Wirkung.

Traditioneller Gebrauch: Die Verwendung von Tamarinde ist in der chinesischen Medizin wahrscheinlich noch nicht älter als 300 Jahre. Man verwendet die sonnengetrockneten Früchte ohne ihre Samen.

Traditionell schreibt man der Tamarinde süßen und sauren Geschmack sowie kühlende Eigenschaften zu. Man verwendet sie hauptsächlich im Sommer als Erfrischung und bei Appetitlosigkeit, die durch sommerliche Hitze bedingt

ist, Übelkeit und Erbrechen während der Schwanger-
schaft, Parasiten bei Kindern und Verstopfung.
Die übliche Tagesdosis beträgt 15 bis 30 g und wird als
Abkochung eingenommen.

Hausmittel: Nach einem Rezept in einem Heilpflanzenbuch aus Yunnan (eine Südwestprovinz) kann man eine
Tamarindenabkochung einnehmen, um *Hitzschlag* vorzubeugen und um *Appetitlosigkeit*, *Übelkeit* und *Erbrechen bei schwangeren Frauen* sowie *Verstopfung* und *Parasiten bei Kindern* zu behandeln. Zu diesem Zweck kocht
man 15 bis 30 g Tamarinde mit 1,5 bis 2 l Wasser solange,
bis nur etwa noch ein Drittel bis ein Viertel der ursprünglichen Menge übrig ist.

Bezugsquellen: Tamarindenmus ist in Apotheken erhältlich.

Tee

茶葉

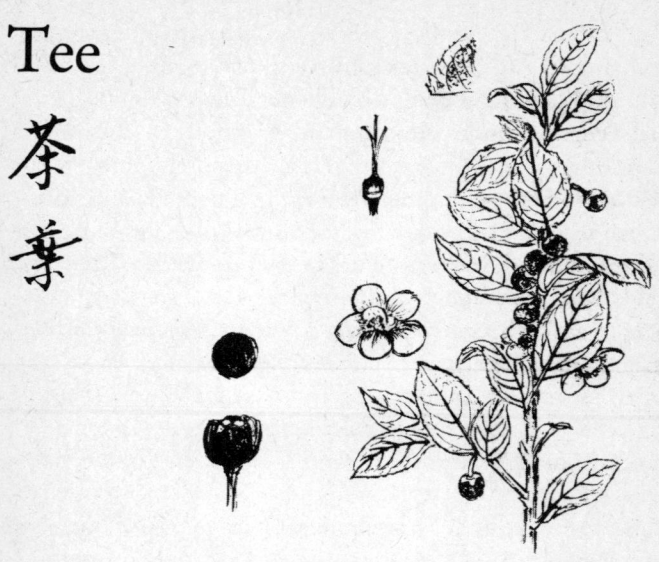

Allgemeines: Die Sitte des Teetrinkens stammt aus China und ist bereits mehrere tausend Jahre alt. Heute ist sie sowohl in östlichen als auch in westlichen Ländern weitverbreitet. Die Teepflanze stammt aus den bergigen Regionen Südchinas. Wissenschaftlich wird sie als *Camellia sinensis syn. Thea sinensis* bezeichnet, und sie gehört zur Familie der Teegewächse. Im Chinesischen heißt der Tee *cha*. Er wächst als immergrüner Strauch, mitunter auch als Baum, ist stark verzweigt und gewöhnlich 1 bis 6 m hoch. Wenn er ungehindert wachsen kann, erreicht er sogar 9 m Höhe. Um das Teepflücken zu erleichtern, werden Teesträucher jedoch regelmäßig geschnitten, so daß sie nicht mehr als 1 bis 1,50 m Höhe erreichen. Heute wird der Tee im großen Umfang in China, Indien, Indonesien, Japan, Sri Lanka und anderen tropischen und subtropischen Ländern (wie Kenia, Uganda, Argentinien und der Türkei) angebaut. Es gibt zahlreiche Sorten, die man für die Herstellung unterschiedlicher Tees verwendet. Für die Teeproduktion nimmt man Triebspitzen mit einer Blattknospe und einigen jungen Blättern. In China wird gewöhnlich dreimal pro Jahr geerntet, erstmals zu Frühjahrsbeginn, weitere Ernten folgen dann in monatlichen Abständen. Die beste Qualität hat die erste Ernte, und mit jeder weiteren Ernte wird sie schlechter. Erstmals kann drei Jahre nach der Aussaat der Pflanzen geerntet werden, dann bringen die Sträucher über mehrere Jahrzehnte Erträge. Bevor der Tee in den Handel kommt, wird er noch einem Behandlungsverfahren unterzogen.

Grundsätzlich unterscheidet man zwischen grünem und schwarzem Tee, letzterer wird in China meist als roter Tee bezeichnet. Man behandelt sie auf verschiedene Weisen, und der wichtigste Unterschied liegt in der Fermentierung. Nur die Schwarztees werden fermentiert. Bei der Herstellung von grünem Tee behandelt man die Blätter und Blattknospen, nachdem sie gepflückt wurden, mit Dampf oder trockener Hitze, damit die in ihnen enthaltenen Enzyme ihre Wirkung verlieren, dann werden sie gerollt, getrocknet und sortiert. Bei der Produktion von schwarzem Tee läßt man die Blätter und Blattknospen einen Tag oder länger welken, bis sie so weich sind, daß man sie rollen kann. Dann werden sie zur Fermentierung ausgelegt. Während dieses Prozesses wandeln die in den Teeblättern und Blattknospen vorhandenen Enzyme einige Eiweiße, Aminosäuren, Fettsäuren, Phenole und andere chemische Verbindungen in neue Verbindungen um, die dem schwarzen Tee eine andere Farbe und einen anderen Geschmack geben als dem grünen Tee. Hauptproduzenten des Schwarztees sind Indien und Sri Lanka, grüner Tee wird hauptsächlich in China und Japan produziert.

Im Westen trinkt man meist Schwarztee, die Chinesen und andere Asiaten bevorzugen dagegen grünen Tee. Im Laufe der Jahre ist das Teetrinken so beliebt geworden, daß es sich in manchen Ländern (insbesondere in China, Indien und Japan) zu einer Kunst entwickelt hat. Der wirkliche Genießer wählt nicht nur Sorte und Qualität des Tees mit großer Sorgfalt und Umsicht aus, er legt auch großen Wert auf das Wasser (Quellwasser, Brunnenwasser usw.), die Zubereitungsgeräte und Bedingungen wie Temperatur und Zeit.

In China und Hongkong gibt es von beiden Tees viele verschiedene Qualitäten von enormen Preisunterschieden. Die geringeren Qualitäten finden unweigerlich ihren Weg in westliche Länder, allerdings nicht zu geringeren Preisen. Als meine Freunde und ich als Studenten frisch in Amerika angekommen waren, erschien uns der Geschmack einiger amerikanischer Teemarken grauenhaft. Damals sagten wir scherzhaft, sie seien in Asien schon einmal benutzt worden, und dann hätte man sie als Tee erster Güte nach Amerika geschickt. Aber offensichtlich schmecken sie vielen Amerikanern, sonst wären sie nicht so beliebt. Und wenn jemand mit Chop Suey groß wird, dann ist er auch an seinen Geschmack gewöhnt und wird es ohne weiteres essen, vor allem, wenn er nie Gelegenheit hatte, die echte chinesische Küche kennenzulernen.

Sowohl grüner als auch schwarzer Tee enthalten beachtliche Mengen Koffein (1–5 %), manchmal sogar mehr als Kaffee, ferner große Mengen Tannin (bis zu 27 %) und verwandte Substanzen, Fette (4 bis 16,5 %), Flavonoide (wie Querzetin und Rutin), Eiweiß, verhältnismäßig große Mengen Vitamin C (0,1–0,2 %), Aromastoffe und andere Substanzen, insgesamt mehr als 300 verschiedene chemische Verbindungen.

Eine Tasse starken Tees kann die gleiche Menge Koffein wie eine Tasse Kaffee enthalten, zieht aber wegen ihres weitaus höheren Tanningehalts den Mund zusammen.

In der westlichen Volksmedizin verwendet man gewöhnliche Teebeutel als Kataplasma bei Tränensäcken, als Kompresse gegen Kopfschmerzen oder müde Augen oder als Waschung bei Sonnenbrand. Wenn ein Zahn gezogen wurde, kann die Blutung im Notfall mit einem Teebeutel gestillt werden, indem man ihn einfach auf das Zahnfach legt und daraufbeißt.

Wirkung: Die pharmakologischen Wirkungen von Tee sind hauptsächlich auf seinen Koffein- und Tanningehalt zurückzuführen. Das Koffein ist für seine harntreibenden und anregenden Eigenschaften wohlbekannt (es wirkt auf das zentrale Nervensystem), während Tannine adstringierende und keimtötende Wirkung haben und sowohl krebserzeugende als auch gegen Krebs wirkende Eigenschaften besitzen.

Die bakterizide Wirkung des Tees ist in der wissenschaftlichen Literatur Chinas ausführlich dokumentiert. Grüne Tees haben eine stärkere Wirkung als Schwarztees. Sie können gegen zahlreiche Bakterien eingesetzt werden, beispielsweise gegen die Erreger von Ruhr, Diphterie und Cholera.

Traditioneller Gebrauch: Die Verwendung von Tee in der traditionellen chinesischen Medizin ist erstmals in einem bekannten Heilpflanzenbuch des frühen 6. Jahrhunderts belegt, wo es von ihm heißt, er sei »gut für Leute, die zuviel schlafen«. Man schreibt ihm sowohl bitteren als auch süßen Geschmack und kühlende Eigenschaften zu. Über die Jahrhunderte wurde der Tee in den meisten wichtigen Arzneipflanzenbüchern erwähnt. Er soll die Verstandes- und Sehkraft verbessern, Schleim lösen, das Wasserlassen erleichtern, Durst stillen, die Verdauung unterstützen und den Körper entgiften. Man verwendet ihn zur Behandlung von Kopfschmerzen, unscharfem Sehen, Schläfrigkeit, starkem Durst, Ruhr, Malaria, Beschwerden beim Wasserlassen und Alkoholvergiftung. Die übliche Tagesdosis beträgt 3 bis 9 g und wird als Tee, Abkochung, Pillen oder Pulver eingenommen. Äußerlich angewendet, vermahlt man den Tee zu einem feinen Pulver, mischt es mit einer ausreichenden Menge Wasser und trägt den Brei direkt auf die erkrankten Stellen auf.

Heutiger Gebrauch: Während der letzten Jahrzehnte haben die Chinesen Teepräparate zur klinischen Behandlung verschiedener Krankheiten eingesetzt, und von den Ergebnissen wurde unter anderem in zahlreichen nationalen und regionalen Fachzeitschriften für moderne Medizin, traditionelle Medizin und Pharmazie berichtet.

Abkochungen waren besonders wirksam (in 80 bis 100 % der Fälle) bei der Behandlung von Bakterien- und Amöbenruhr, akuter Gastroenteritis (Magen-Darm-Entzündung) und Enteritis (Dünndarmentzündung).

Darüber hinaus soll nach einem Bericht, der 1962 erschien, grüner Tee, der in Pillenform eingenommen wird, gegen akute infektiöse Hepatitis helfen. Bei 30 Patienten, die über einen Zeitraum von zwei bis drei Wochen viermal täglich 3 g Teepillen bekamen, verschwanden innerhalb von 15 Tagen alle Symptome, bei manchen sogar schon nach anderthalb Tagen. Nach 15 bis 26 Behandlungstagen hatten sich auch die Leberfunktionen der Patienten wieder normalisiert.

Nach einem Bericht, der zwei Jahre früher veröffentlicht wurde, half Schwarztee auch gegen überempfindliche Zähne. Dazu wurde aus 30 g eine Abkochung bereitet. Die Patienten gurgelten damit und schluckten sie dann herunter. Die Behandlung wurde zweimal täglich durchgeführt und solange fortgesetzt, bis sich die Beschwerden gebessert hatten oder ganz verschwunden waren. Von 20 auf diese Weise behandelten Patienten wurden zwölf geheilt, sechs zeigten Besserung.

Die am häufigsten auftretenden Nebenwirkungen bei der Behandlung mit Teepräparaten sind Schlaflosigkeit, Schwindelgefühl, Herzklopfen, starker Harndrang, Übelkeit, Erbrechen und Verstopfung. All dies ist auf die großen Mengen Koffein und Tannin zurückzuführen. Die Chinesen sind jedoch meist »Gewohnheitstrinker«, manche trinken sogar außerordentlich viel Tee, und sie haben sich an das im Tee enthaltene Koffein und Tannin gewöhnt. Daher traten die Nebenwirkungen vor allem bei Patienten auf, die sonst keinen oder nur wenig Tee trinken. Darüber hinaus stellte man fest, daß Abkochungen mehr Nebenwirkungen hervorriefen als Pillen.

Hausmittel: Da man in China seit vielen Jahrhunderten regelmäßig Tee trinkt, gibt es zahlreiche Rezepte zur Behandlung verschiedenster Leiden. Wie es in der traditionellen chinesischen Medizin jedoch häufig der Fall ist, sind die meisten sehr kompliziert. Die folgenden gehören zu den einfacheren.

Zur Behandlung von *Kater* empfiehlt ein kantonesisches Hausmittel, einfach einen starken Schwarztee zu trinken. Man brüht zwei oder drei Teebeutel mit einer Tasse kochendem Wasser auf und läßt sie fünf bis zehn Minuten ziehen. Der Tee sollte ohne Zucker, Milch oder Sahne getrunken werden. Dieses Rezept dient auch zur Behandlung von einfachem *Durchfall*. Dieser soll durch die im Tee vorhandene Tannine geheilt werden.

Zur Behandlung von Insektenstichen oder -bissen und kleineren schmerzhaften Schwellungen der Haut empfiehlt ein anderes Hausmittel aus Südchina, man solle eine kleine Menge Teeblätter (grün oder schwarz) kauen und den gekauten nassen Brei direkt auf den betroffenen Stellen verteilen. Er soll *Schmerzen*, *Jucken* und *Entzündung* lindern.

Bezugsquellen: Grüner und schwarzer Tee sind im Westen überall erhältlich. Bessere Qualitäten chinesischen Tees (grün und schwarz) sollte man jedoch im Fachgeschäft kaufen. Für die meisten Verwendungszwecke ist die Qualität aber unbedeutend.

Thymian

地椒

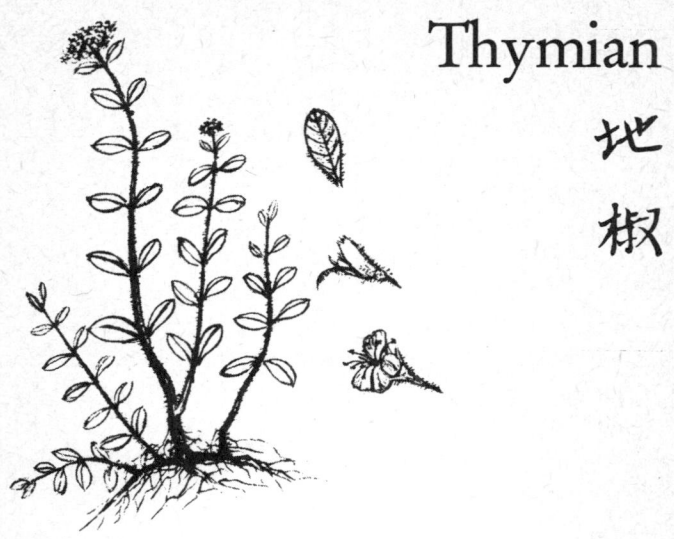

Allgemeines: In der chinesischen Medizin werden zwei westliche Thymianarten verwendet: Gartenthymian und Feldthymian. Beide gehören zur Familie der Lippenblütler und sind in Europa heimisch, werden heute aber weltweit gezogen.

Der Gartenthymian heißt botanisch *Thymus vulgaris*, im Chinesischen nennt man ihn *shexiangcao*, was »Moschuspflanze« bedeutet. Er ist ein aufrechter immergrüner Halbstrauch, der 15 bis 30 cm hoch wird und gewöhnlich weiße, behaarte Stengel und wollige Faserwurzeln hat. Seine kleinen Blätter sind speerförmig, ungestielt, etwa 9 bis 12 mm lang und 4 mm breit und auf der Oberseite behaart. Diesen Thymian baut man in großem Umfang in europäischen Ländern an (wie Großbritannien, Frankreich, Griechenland, Portugal und Spanien) sowie in den USA, insbesondere in Kalifornien. Kleine Mengen zieht man auch in China. Gartenthymian enthält etwa 1 % ätherisches Öl (Thymianöl), das hauptsächlich aus Thymol und Carvacrol besteht und darüber hinaus aus kleineren Mengen zahlreicher anderer aromatischer Verbindungen.

Ferner enthält Gartenthymian auch Tannine, Flavonoide, Phenole, wie Koffein- und Chlorogensäure (siehe Geißblatt), und Triterpensäuren. Ein großer Teil des in Europa und den USA kultivierten Gartenthymians wird zur Herstellung von Thymianöl verwendet, das man in den westlichen Ländern sehr viel als Aromastoff für Lebensmittel, pharmazeutische Produkte und Kosmetika nimmt. Ferner benutzt man es als Antiseptikum, Krampfmittel, Karminativum, Gegenirritans oder Rubefaziens in Präparaten wie Hustentropfen, Ohrentropfen, Mundwasser und Einreibemitteln.

Feldthymian heißt im Chinesischen *dijiao*, was etwa »Bodengewürz« bedeutet und sich vermutlich auf seinen niederliegenden Wuchs bezieht. Oder man nennt ihn *bailixiang*, was »Hundert-Meilen-Duft« bedeutet und auf seinen intensiven Geruch hinweist. Die botanische Bezeichnung lautet *Thymus serphyllum*. Der Feldthymian ist entweder ein Halbstrauch oder eine kriechende Staude mit drahtigen Stengeln, die auf dem Boden liegen. An den Unterseiten bewurzeln sie sich, und nach oben schicken sie bis zu 15 cm lange Triebe aus. Die kleinen Blätter sind eiförmig oder lang und elliptisch, bis zu 15 mm lang und 7 mm breit, kurzgestielt und an der Basis behaart. In den gemäßigten Regionen Europas, Amerikas und Asiens (beispielsweise Nordchina) wächst der Feldthymian wild, er wird aber auch im Garten gezogen. Feldthymian enthält etwa 1 % ätherisches Öl, dessen Hauptbestandteil bei den meisten Sorten Carvacrol ist. Zu den anderen chemischen Inhaltsstoffen gehören Tannine, Harze, Fette und Triterpensäuren (wie Ursolsäure). In den Ländern des Westens wird er sehr viel seltener wirtschaftlich genutzt als der Gartenthymian.

Sowohl Gartenthymian als auch Feldthymian werden seit Jahrhunderten in der westlichen Volksmedizin zur Behandlung akuter Bronchitis, Laryngitis, Keuchhusten, chronischer Gastritis, Durchfall und Appetitlosigkeit verwendet. Aufgüsse sollen auch gegen Trunksucht helfen.

Wirkung: Die biologischen Wirkungen des Gartenthymians und des Feldthymians werden im allgemeinen dem Thymol und/oder dem Carvacrol zugeschrieben. Beide haben bakterizide und fungizide Wirkung und dienen als Krampfmittel, Karminativum und Expektorans, wobei das Thymol stärker wirkt. Ferner helfen sie gegen Parasiten, insbesondere gegen Hakenwürmer.

Sowohl Thymol als auch Carvacrol reizen die Haut und können, wenn man sie versehentlich einnimmt, zu Übelkeit, Erbrechen, Magenschmerzen, Kopfschmerzen, Schwindelgefühl, Verstopfung, Koma und Kollaps führen.

Traditioneller Gebrauch: Gartenthymian wird in der chinesischen Medizin vermutlich erst seit 100 Jahren benutzt. Daher wurden ihm noch keine Eigenschaften zugeschrieben (dies tut man gewöhnlich erst nach generationenlangem Gebrauch). Zu den Erkrankungen, für die man Gartenthymian (das ganze Kraut) verwendet, gehören Husten (insbesondere Keuchhusten), akute Bronchitis,

Laryngitis und Hakenwürmer. Die normale Tagesgabe beträgt 3 bis 6 g und wird als Abkochung eingenommen. Feldthymian wird schon sehr viel länger in der chinesischen Medizin verwendet und ist erstmals in einem Heilpflanzenbuch des 11. Jahrhunderts beschrieben. Traditionell werden ihm ein beißender Geschmack und wärmende sowie leicht giftige Eigenschaften zugeschrieben. Er kräftigt den Körper, vertreibt Erkältungen und stillt Schmerzen. Man sammelt im Sommer das ganze Kraut und verwendet es frisch oder trocknet es zum späteren Gebrauch im Schatten. Es wird zur Behandlung von Übelkeit und Erbrechen, Bauchschmerzen, Durchfall, aufgetriebenem Leib, Kopfschmerzen, Husten (auch Keuchhusten), Erkältungen, Gliederschmerzen, Verdauungsstörungen und Entzündungen (wie Pharyngitis und Laryngitis) benutzt. Die übliche Tagesdosis beträgt 9 bis 13 g und wird als Abkochung, Wein oder Pulver eingenommen. Bei äußerlicher Anwendung tupft man mit der Abkochung die betroffenen Stellen ab, oder man trägt das Pulver als nassen Brei auf.

Heutiger Gebrauch: In den vergangenen Jahren hat man den Feldthymian in China mit beachtlichem Erfolg zur klinischen Behandlung von Arthritis und rheumaartiger Arthritis verwendet.

Hausmittel: Die meisten Rezepte für Feldthymian finden sich in neuen Heilpflanzenbüchern aus den mittleren und nördlichen Provinzen Chinas. Hier sind einige wiedergegeben.

Zur Behandlung von *Erkältungen* oder *Keuchhusten* trinkt man über einen Zeitraum von einigen Tagen oder

Wochen einmal täglich eine Abkochung aus 3 g getrocknetem Feldthymian. Vorbeugend gegen *Hitzschlag* und *Erkältung* bereitet man einen Tee aus Feldthymian, der während der Zeit, in der man anfällig ist, einmal täglich getrunken wird.

Zur Behandlung von *Verdauungsstörungen* und *Magenschmerzen* kocht man 9 g getrockneten Feldthymian in Wasser und trinkt diese Abkochung.

Bei *traumatischen Verletzungen*, die Schmerzen im gesamten Körper verursachen, wird aus Feldthymian folgender Wein bereitet: Man weicht 30 bis 60 g getrocknetes Kraut 24 Stunden lang in 500 ml Weißwein ein, von dem man dann zweimal täglich einige Schlucke trinkt.

Bei chronischen Ekzemen und juckender Haut wird eine Abkochung aus 16 g getrocknetem Feldthymian und 30 g Löwenzahn bereitet, mit der man die betroffenen Stellen abtupft.

Bezugsquellen: Feldthymian bekommt man in der Apotheke, Gartenthymian ist in Lebensmittelgeschäften und Supermärkten erhältlich. Beide Kräuter können im Garten oder auf der Fensterbank gezogen werden.

Tofu

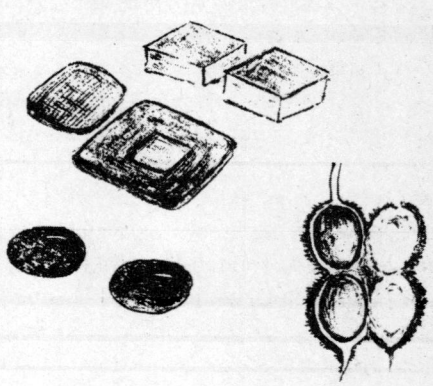

Allgemeines: Tofu, der in China *doufu* heißt, ist dort ein sehr wichtiger Lieferant für Eiweiß, Kalzium und Magnesium. Da die meisten Chinesen weder Milch trinken noch sehr viel Fleisch essen, bewahrt sie der regelmäßige Verzehr von Tofu und verwandten Produkten während ihres gesamten Lebens vor Kalzium-, Magnesium- und Eiweißmangel.

Weil man im Westen im Verlauf der letzten Jahrzehnte zunehmend gesundheitsbewußter wurde, ist auch hier der Fleischverzehr zurückgegangen. Dies bedeutet, daß man seinen Eiweißbedarf in stärkerem Maß aus pflanzlichen Quellen decken muß, und deshalb wird Tofu heute auch bei uns angeboten.

Tofu wird in erster Linie aus Sojabohnen hergestellt, man verwendet aber auch andere Bohnen wie beispielsweise

Mungbohnen. Die Bohnen (meist gelbe Sojabohnen) werden 24 Stunden lang in Wasser eingeweicht, bis sie aufgequollen sind, und dann mit Wasser püriert, so daß eine dünnflüssige Masse entsteht. (Man kann dazu einen Elektromixer verwenden.) Sie wird durch ein sauberes Tuch abgeseiht. Die abgeseihte Flüssigkeit bezeichnet man nach dem Kochen als Sojamilch, die im Tuch verbliebene Masse als Rückstand. Wenn man nun der Sojamilch eine kleine Menge Gips (Kalziumsulfat) oder Magnesiumsalze wie Epsomsalz zusetzt, bildet sich ein Quark, aus dem man einen Teil des Wassers entfernt, indem man ihn zwischen Stofflagen preßt. Der so entstehende Tofu enthält etwa 85 % Wasser und 8 % Eiweiß. Ein Pfund Tofu hat etwa 300 Kalorien. Dieser Tofutyp ist im allgemeinen im Westen bekannt, und er wird fertig abgepackt und in Wasser schwimmend angeboten. Sofern nicht anders angegeben, benutzt man ihn für die nachfolgenden medizinischen Anwendungsbereiche. Im Westen ist zwar meist nur diese eine Tofuart bekannt, es gibt jedoch auch getrockneten Tofu, gebratenen Tofu oder fermentierten Tofu. In China wird Fleischersatz meist aus Tofu, getrocknetem Tofu, gebratenem Tofu und Gluten hergestellt. Wegen seines durchdringenden Geruchs ist der fermentierte Tofu auch als »chinesischer Käse« bekannt. Wie beim Limburger Käse muß man ihn entweder von Kindesbeinen an gewöhnt sein oder viel Mut haben, um ihn zu probieren.

Traditioneller Gebrauch: Die Zubereitung von Tofu und seine Verwendung als Nahrungsmittel und Arznei geht bis auf die Han-Dynastie zurück (etwa 200 v. Chr.). Durch die Jahrhunderte wurde Tofu in zahlreichen klassischen Heilpflanzenbüchern beschrieben. Er soll einen süßen Geschmack und kühlende Eigenschaften haben. Da er kaum Eigengeschmack hat, kann man ihm praktisch jeden beliebigen Geschmack verleihen – deshalb wird er für vegetarische Speisen auch so sehr geschätzt.

Den Tofu-Rückstand verwendet man in der Medizin hauptsächlich zur Behandlung von Hauterkrankungen wie Geschwüren und wunden Stellen. Dazu formt man ihn in rohem oder gegartem (gebackenem) Zustand in Kuchen und legt ihn auf die erkrankten Hautflächen. Nach einem alten traditionellen Rezept soll gebratener Rückstand, der mit einer Tasse Tee eingenommen wird, blutigen (durch Darmblutungen bedingten) Stuhlgang heilen.

Hausmittel: Auch wenn Tofu in China traditionell als Arznei verwendet wird, scheint er keine speziellen medizinischen Eigenschaften zu besitzen. Die Angaben über seinen Gebrauch sind in den chinesischen Heilpflanzenbüchern sehr allgemein und vage. In den meisten Rezepten ist er nur eine von vielen Zutaten. Eine Ausnahme ist in einem Werk aus dem frühen 16. Jahrhundert zu finden, wo zur Behandlung von *Alkoholvergiftung* ausschließlich Tofu angegeben wird. Das Mittel soll für Leute sein »so betrunken, daß der ganze Körper – mit Ausnahme des Kopfes – rot und blau ist, wie bei einem Toten, und nur das Herz noch warm ist«. In diesem Fall soll man heißen Tofu (die Temperatur wird nicht genau angegeben) in Scheiben schneiden und immer wieder auf dem ganzen Körper verteilen, bis sich der Patient erholt. Das Rezept erscheint mir recht ungewöhnlich, und ich weiß nicht, ob es nützt. Man sollte es aber nicht abtun, sondern bedenken, daß auch die Akupunktur, die im Westen anfänglich belächelt wurde, langsam Anerkennung findet.

Am häufigsten wird Tofu (zumindest im Süden Chinas, wo meine Familie zuhause ist) zur Behandlung von *Erkältungen* gebraucht. Es scheint, als würde jede kantonesische Großmutter dieses Rezept kennen, und meine machte da keine Ausnahme. Auch ich hatte als Kind meine Erkältungen, und dann bekam ich stets Tofutee, bei dem es sich aber eher um eine Suppe handelt. Wahrscheinlich wird er aber deshalb als »Tee« bezeichnet, damit man ihn von Tofusuppen unterscheiden kann, die nichts mit dem Erkältungsmittel zu tun haben.

Die Hauptzutaten für Tofutee sind Tofu und Winterzwiebeln, dazu kommen wahlweise frische Minzeblätter, Ingwer und fermentierte schwarze Bohnen. Um diesen »Tee« zuzubereiten, bräunt man 175 bis 250 g Tofu in etwas Pflanzenöl leicht an, gibt zwei oder drei ganze Winterzwiebeln und eine kleine Menge (1–2 Teelöffel) fermentierte Bohnen dazu und füllt mit zwei Tassen Wasser auf. Man läßt die Flüssigkeit auf eine Tasse einkochen und ißt diese Suppe, solange sie noch heiß ist. Natürlich dauern die meisten Erkältungen auch ohne Arzneien nur wenige Tage. Die Dauer hängt vom körperlichen Zustand ab und davon, wieviel Ruhe man sich gönnt. Möglicherweise versorgt der Tofutee den Körper mit notwendigen Nährstoffen, die ihn beim Bekämpfen der Erkältung unterstützen. Darüber ist aber nichts bekannt. Man sollte jedoch bedenken, daß die chinesische Medizin darauf basiert, die verschiedenen Körperfunktionen zu harmonisieren (und den Körper auf diese Weise zu stärken), um Krankheiten vorzubeugen oder zu heilen.

Bezugsquellen: Tofu bekommt man in Naturkostgeschäften und gelegentlich auch in Supermärkten.

Walnuß

胡

桃

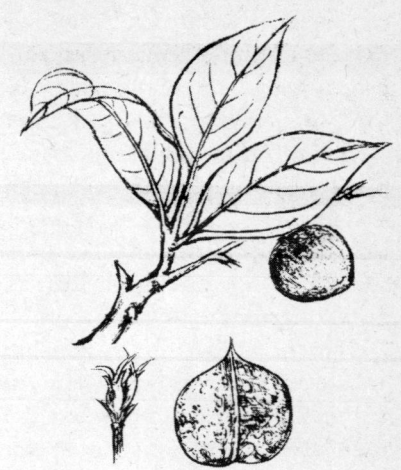

Allgemeines: Die Walnuß ist in Westasien heimisch, wird heute jedoch in Europa, China, den USA und vielen anderen Teilen der Welt kultiviert. Ihre wissenschaftliche Bezeichnung lautet *Juglans regia*, und sie gehört zur Familie der Walnußgewächse.

Die Walnuß wurde vor etwa 2000 Jahren zur Zeit der Han-Dynastie vom Mittleren Osten aus nach China eingeführt und heißt im Chinesischen *hutao*, was »ausländischer Pfirsich« bedeutet. Die Walnuß ist ein Laubbaum, der etwa 30 m Höhe erreichen kann. Seine Frucht, die 3 bis 5 cm Durchmesser hat, besteht aus einer fleischigen Außenschicht und einem großen Stein, in dem sich die bekannte Walnuß befindet.

Wie andere Samen und Nüsse enthält die Walnuß viele ungesättigte Fette (gewöhnlich 50–70 %), Eiweiß (etwa

15 %) und Kohlehydrate (10–15 %), ferner Mineralstoffe (wie Kalium, Kalzium, Phosphor und Eisen), Vitamine (z. B. B$_2$ und A) sowie andere biologisch wirksame Stoffe. Sowohl im Osten als auch im Westen weiß man seit langem, daß die Walnuß sehr nahrhaft ist. Die Blätter des Walnußbaums, die Schalen der Nüsse und auch das Nußfleisch dienen zur Herstellung von Extrakten, die die Nahrungsmittelindustrie als Aromastoffe für alkoholische und alkoholfreie Getränke, Eiscremes, Süßigkeiten und Backwaren verwendet.

Wirkung: Obwohl man Walnüsse häufig wegen ihres hohen Nährwerts ißt, können sie bei empfindlichen Menschen doch gelegentlich auch Beschwerden hervorrufen. In einem Leitartikel des *British Medical Journal* von 1974 wurde die wiederholte Bildung von Geschwüren im Mund mit dem Verzehr von Walnüssen in Verbindung gebracht.

Traditioneller Gebrauch: Erstmals ist die Verwendung von Walnüssen in der chinesischen Medizin zu Beginn des 8. Jahrhunderts belegt. In einem Werk über Diätheilverfahren aus dieser Zeit werden ihre Wirkungen wie folgt beschrieben: »Bei häufigen Genuß regen sie den Kreislauf an, machen die Haare dunkler und das Fleisch weicher.« Ein anderes Heilpflanzenbuch etwa aus der gleichen Zeit besagt, durch den Verzehr von Walnüssen würde man zunehmen, was aber nicht bedeutet, daß man dick wird. Es heißt einfach, daß die Walnuß sehr nahrhaft ist. Über die Jahrhunderte hat sich der medizinische Gebrauch der Walnuß ausgeweitet und ist in den meisten großen Heilpflanzenbüchern beschrieben, darunter auch im *Bencao gangmu* des Li Shizhen. Neben der Nuß selbst werden

Walnußöl, die Nußschalen und andere Teile des Baumes in der Medizin verwendet. Traditionell soll die Walnuß den Körper kräftigen, Nieren und Lungen gut tun, den Darm in Gang bringen und die Potenz erhöhen. Zu den wichtigsten Anwendungsbereichen gehört die Behandlung von Husten, pfeifendem Atem, Rückenschmerzen, Schwäche in den Beinen, nächtlichem Samenerguß, Impotenz, Verstopfung, Blasensteinen, starkem Harndrang, wunder Haut und Furunkeln.

Die übliche Tagesdosis beträgt 9 bis 15 g. Man kann einfach Nüsse essen oder eine Abkochung machen. Für die äußerliche Anwendung wird ein Brei bereitet, den man direkt auf die betroffenen Stellen aufträgt.

Walnußöl, das man durch Pressen der Walnüsse gewinnt, wird meist als Abführmittel oder zur Behandlung von Bandwürmern eingenommen. Äußerlich angewendet benutzt man es bei Tinea, Erfrierungen und Achselschweißgeruch. Die übliche Tagesdosis beträgt 10 bis 20 g. Sie wird vor der Einnahme angewärmt. Bei äußerlicher Anwendung trägt man das Öl direkt auf die betroffenen Stellen auf.

Heutiger Gebrauch: In den vergangenen Jahren sind in chinesischen Medizinjournalen Berichte über die Wirksamkeit von Walnüssen bei der klinischen Behandlung verschiedener Krankheiten erschienen. Erfolgreich wurden Steine in den Harnwegen, Dermatitis, Ekzeme und Abszesse im äußeren Gehörgang behandelt.

Am überzeugendsten sind die Erfolge bei der Behandlung von Steinen in den Harnwegen (wie Nieren- und Blasensteinen), von denen 1957 und 1961 im *Chinese Journal of Surgery* und anderen regionalen medizinischen Zeitschriften aus zwei verschiedenen Provinzen berichtet wurde. Man hatte 125 g Walnüsse in Pflanzenöl fritiert, bis sie kroß waren, sie dann mit einer ausreichenden Menge Zukker (30–60 g) gemischt und sie anschließend zu einer milchigen oder pastenartigen Konsistenz vermahlen. Diese Milch oder Paste mußten die Patienten ein oder zwei Tage lang einnehmen. (Kinder bekamen kleinere Mengen.) Meist besserten sich die Symptome innerhalb weniger Tage. Die Steine wurden teilweise aufgelöst, erweicht und dann mit dem Urin ausgeschieden, der milchig aussah. Normalerweise sind Steine in den Harnwegen sehr schmerzhaft, und im Westen werden sie in der Regel operativ entfernt. In der chinesischen Medizin ist die Walnuß dagegen nur eines von vielen Mitteln, um dieses Leiden zu behandeln. Da Walnüsse jedoch sicher völlig unschädlich sind, kann es wohl nicht schaden, wenn man dieses Mittel ausprobiert, bevor man zu drastischeren Maßnahmen greift.

Hausmittel: In den Heilpflanzenbüchern finden sich viele Rezepte für Walnüsse, aber wie sooft werden meist noch andere Pflanzen mitverwendet. Hier folgen nun einige einfachere Beispiele.

In seinem berühmten Werk empfiehlt Li Shizhen zur Behandlung von *Husten mit starker Schleimbildung* das folgende Mittel: Bevor man ins Bett geht, werden drei Stücke Walnuß und drei Scheiben frischer Ingwer gekaut und heruntergeschluckt, anschließend trinkt man zwei bis drei Schlucke warme Flüssigkeit oder Brühe. Dies wird einmal wiederholt. Husten und Schleim sollen am nächsten Morgen verschwunden sein.

Bei *übersäuertem Magen* kaut man einfach einige Stücke

Walnuß gründlich und schluckt den Brei dann herunter. Zur Behandlung von *Tinea und Milbenbefall* kocht man einige Walnußschalen in einer Tasse Wasser, bis etwa die Hälfte der Flüssigkeit eingekocht ist. Mit dieser Flüssigkeit tupft man die betroffenen Stellen ab.

Bei übermäßigem *Harndrang* wird vor dem Schlafengehen das Fleisch einiger Walnüsse in Wasser gekocht, dann kaut man es und spült es mit warmem Wein herunter.

Bezugsquellen: Walnüsse bekommt man – mit und ohne Schale – in Lebensmittelgeschäften und Supermärkten.

Wassermelone

Allgemeines: Die Wassermelone, eine der größten eßbaren Früchte, wird rund um die Welt gegessen. Sie kann 20 kg und mehr wiegen und fast rund bis länglich sein. Sie ist die Frucht einer einjährigen Kletterpflanze, die botanisch als *Citrullus lanatus* oder *Citrullus vulgaris* bezeichnet wird und zur Familie der Kürbisgewächse gehört. Im Chinesischen heißt sie *xigua*, was »westliche Melone« bedeutet und auf ihre ausländische Herkunft hinweist. Sie stammt aus Afrika, wird heute aber in den meisten tropischen, subtropischen und warmen Gebieten der Erde angebaut. Es existieren zahlreiche Zuchtformen von ihr, die je nach Sorte Früchte verschiedener Größen und Formen mit süßem rotem, gelbem oder grünlichem Fruchtfleisch entwickeln.

Wassermelonen sind sehr vielseitig. Man kann nicht nur

ihr köstliches Fruchtfleisch essen, sondern auch ihre ein-
gelegte weiße Rinde, und ihre gerösteten Samen werden
insbesondere von den Chinesen um die Zeit des chinesischen Neujahrsfestes viel gegessen. Sie knacken die Samen
einzeln innerhalb von wenigen Sekunden nur mit Hilfe
von Daumen und Zeigefinger zwischen den Zähnen auf
und trennen die Schale geschickt vom eßbaren Teil.

Neben Kohlehydraten (etwa 6 %) enthält frisches Was-
sermelonenfruchtfleisch kleine Mengen Eiweiß (0,5 %),
Fett (0,2 %), verschiedene Mineralstoffe und Vitamine
(wie A und C), sowie zahlreiche Aminosäuren (insbesondere Zitrullin) und andere Stoffe (etwa Lykopin, ein Pigment, das auch in Tomaten vorkommt).

Traditioneller Gebrauch: Nach Li Shizhen wurde die
Wassermelone während des 10. Jahrhunderts nach China
eingeführt. Ihr Gebrauch in der chinesischen Medizin ist
erstmals zu Beginn oder zu Mitte des 14. Jahrhunderts belegt. Man verwendet Fruchtfleisch, Schale (der größte Teil
der Rinde wird entfernt), Samen, Samenschalen, Wurzeln
und Blätter.

Das Fruchtfleisch soll Hitze vertreiben, Durst löschen
und harntreibend wirken. Man verwendet es, um sich
während des Sommers zu erfrischen und Fieber zu senken,
gegen Erkrankungen der Harnwege, Verstopfung, Aphthen, Halsentzündungen, Gelbsucht, Zystitis (Harnbla-
senentzündung) und Nephritis (Nierenentzündung). Der
Saft wird auch benutzt, um Betrunkene wieder nüchtern
zu machen. Äußerlich angewendet behandelt man mit
dem Fruchtfleisch durch Erysipel (eine Streptokokkenin-
fektion) bedingte Hautentzündungen.

Getrocknete Wassermelonenschale (sie wird meist nach

dem Entfernen der Rinde in der Sonne getrocknet) dient den gleichen Zwecken wie das Fruchtfleisch. Die Tagesdosis liegt hier bei 10 bis 30 g. Darüber hinaus behandelt man mit ihr hohen Blutdruck und Diabetes. Die Asche verbrannter Wassermelone wird lokal zur Behandlung von Aphthen und Zahnschmerzen angewendet.

Eine traditionelle Zubereitungsform der Wassermelone, die man *xiguashuang* (»Wassermelonenreif«) nennt, dient insbesondere der Behandlung von Erkrankungen in Mund und Hals. Man schneidet dazu in das Stielende einer etwa sieben Pfund schweren Melone eine Öffnung, entfernt einen Teil des Fruchtfleisches, füllt die Melone mit Glaubersalz (Natriumsulfat) und verschließt die Öffnung mit dem herausgeschnittenen Stück Schale wieder. Dann hängt man die Melone an einen gutgelüfteten, schattigen Platz. Nach etwa zwei Wochen bilden sich auf der Oberfläche der Melone weiße Kristalle oder »Reif«. Sie werden abgebürstet oder abgekratzt und in einem festverschlossenen, nichtmetallischen Behälter kühl und trocken aufbewahrt. Sie können bei äußerlicher Anwendung direkt aufgetragen oder in Form einer Lösung eingenommen werden, um Aphthen, Halsentzündungen und Diphtherie zu behandeln. Oft benutzt man sie zusammen mit anderen Pflanzen.

Vergorener Wassermelonensaft dient zur Behandlung von Verbrennungen ersten, zweiten und dritten Grades. Nach der *Collection of Selected Traditional Remedies from Hebei Province* (Sammlung ausgewählter traditioneller Rezepte aus der Provinz Hebei) wird dieses Mittel aus dem Fruchtfleisch und dem Saft einer vollreifen Melone bereitet. Man gibt beides in ein sauberes Glas, verschließt dieses fest und läßt das ganze drei bis vier Monate bei Raumtemperatur stehen. Nach dem Abfiltern ist der Saft, der nun den Geruch saurer Pflaumen hat, gebrauchsfertig. Die Verbrennung wird zunächst mit einer normalen kalten Salzlösung oder kaltem Wasser abgewaschen, dann taucht man ein Stück »entfettete« (besonders behandelte) Watte in den klaren Melonensaft und legt sie direkt auf die Verbrennung. Sie wird mehrmals täglich ausgewechselt. Verbrennungen ersten und zweiten Grades sollen so innerhalb einer Woche, Verbrennungen dritten Grades innerhalb von zwei Wochen heilen.

Hausmittel: Wie so oft in der chinesischen Medizin wird auch die Wassermelone nur selten allein verwendet, doch die folgenden Rezepte gehören zu den wenigen Ausnahmen.
Zur Behandlung von *Zahnschmerzen* wird (getrocknete) Wassermelonenschale verbrannt, und eine kleine Menge dieser Asche direkt auf das schmerzende Zahnfach aufgetragen. Dieses Rezept stammt aus einem Arzneipflanzenbuch des frühen 17. Jahrhunderts.
Wenn *Rücken* oder *Hüfte verrenkt* sind oder schmerzen, und man sich weder beugen noch strecken kann, wird getrocknete Wassermelonenschale zu einem Pulver vermahlen und dieses nüchtern mit Wein genommen. Die Dosis beträgt 15 bis 30 g.
Zur Behandlung von *Aphthen* gibt man eine kleine Menge der Schalenasche direkt auf die betroffenen Stellen.

Bezugsquellen: Wassermelonen gibt es in Obstgeschäften, Lebensmittelläden und Supermärkten.

Winterzwiebel

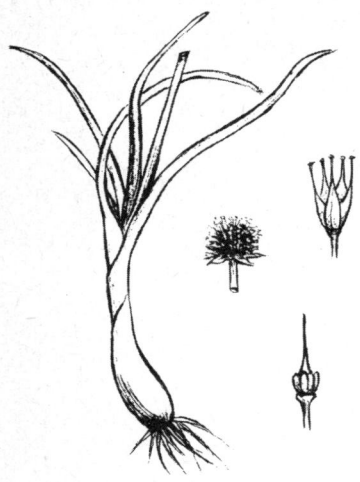

Allgemeines: Winterzwiebeln, die man auch als Frühlingszwiebeln bezeichnet, heißen im Chinesischen *cong*. Ihr wissenschaftlicher Name ist *Allium fistulosum*, und sie gehören zur Familie der Liliengewächse. Die chinesische Bezeichnung für die eigentliche Zwiebel, die in der chinesischen Medizin am häufigsten Verwendung findet, ist *congbai*, was etwa »das Weiße der Winterzwiebel« bedeutet und sich auf ihre weißliche Farbe bezieht. Die Wurzeln werden *congxu* genannt, was »Bart der Winterzwiebel« heißt. Die Pflanze ist ausdauernd und kann etwa 50 cm hoch werden. Sie hat hohle, grüne Blätter von etwa 1 bis 1,5 cm Durchmesser, die oben spitz zulaufen. Die Zwiebel selbst ist zylindrisch, nicht sehr ausgeprägt und an der Basis verdickt. Die Pflanze stammt aus Asien, wird heute aber weltweit kultiviert. Man kann sie auch relativ leicht im Garten aus Samen ziehen. Damit sie ihre volle Größe erreicht, braucht sie jedoch ein warmes Klima und einen guten Boden. In den vergangenen Jahren ist sie in vielen Geschäften ein vertrauter Anblick geworden. Im Westen verwendet man sie meist roh in Salaten, in der chinesischen Küche wird sie aber ebenso häufig gekocht, und sie gehört in viele chinesische Gerichte.

Im Gegensatz zu ihren Verwandten Knoblauch und Küchenzwiebel hat die Winterzwiebel in der westlichen Volksmedizin keine Tradition. Sie ist tatsächlich erst während der letzten zwei Jahrzehnte in westlichen Küchen immer beliebter geworden, vermutlich deswegen, weil man sich dort zunehmend für die chinesische Küche interessiert.

Der scharfe Geschmack der Winterzwiebel kommt durch ihr ätherisches Öl zustande, das sich aus schwefelhaltigen Verbindungen wie Allicin, Allylsulfid und Dipropyldisulfid zusammensetzt, ähnlich wie beim Knoblauch (siehe dort). Neben Alliin, aus dem unter Einwirkung des Enzyms Alliinase (siehe Knoblauch) Allicin entsteht, enthalten Winterzwiebeln Methylalliin und Propylalliin. Andere Bestandteile sind Zucker (wie Glukose, Fruktose, Saccharose und Maltose), Stärke, Zellulose, Pektin, Fettsäuren (wie Palmitin-, Stearin-, Arachin- und Linolsäure) und Vitamine (wie A, B_1, B_2, C und Nikotinsäure).

Wirkung: Viele der in Winterzwiebeln vorhandenen chemischen Substanzen, insbesondere Allicin und andere schwefelhaltige Verbindungen, besitzen pharmakologische Eigenschaften, die denen der Zwiebel und des Knoblauchs (siehe dort) vergleichbar sind, so haben sie beispielsweise bakterizide, fungizide und insektizide Wirkung oder können sowohl bei Versuchstieren als auch Menschen Blutzucker- und Cholesterinspiegel senken. Da die Winterzwiebel das gleiche ätherische Öl wie Knoblauch enthält, kann sie bei empfindlichen Menschen Hautreizungen und Blasen verursachen.

Traditioneller Gebrauch: Die Winterzwiebel findet in der chinesischen Medizin seit Jahrtausenden Verwendung. Ihr medizinischer Gebrauch ist erstmals im Heilpflanzenbuch des Shennong belegt, wo sie den leicht giftigen Pflanzen zugeordnet wird. Man verwendet alle Pflanzenteile (Blätter, Zwiebeln, Samen, Wurzeln und Saft), am häufigsten jedoch die frischen Zwiebeln. (Wenn im folgenden von Zwiebeln gesprochen wird, ist nur die eigentliche Zwiebel gemeint, für die ganze Pflanze wird die Bezeichnung Winterzwiebel verwendet.) Allgemein werden der Winterzwiebel scharfer Geschmack und wärmende Eigenschaften zugeschrieben.

Für die Zubereitung der Winterzwiebel entfernt man grüne Blätter und Wurzeln. Übrig bleibt die weiße, 2,5 bis 5 cm lange Zwiebel. Sie soll schweißtreibend wirken, Erkältungen heilen, lebenswichtige Körperfunktionen aktivieren und entgiften. Am bekanntesten ist der Gebrauch bei der Behandlung von Erkältungen und Symptomen wie verstopfte oder laufende Nase und Kopfschmerzen. Ferner verwendet man sie für Leiden wie Bauchschmerzen, Durchfall, Ruhr, Karbunkel, Nierensteine, Ohrenschmerzen und Beschwerden beim Wasserlassen. Man sollte sie nicht zusammen mit Honig einnehmen. Bei oraler Anwendung beträgt die übliche Tagesgabe 9 bis 15 g. Sie wird in Wasser oder Wein gekocht. Äußerlich angewendet trägt man den Brei direkt auf.

Die Blätter der Winterzwiebel sollen die gleichen Eigenschaften besitzen wie die Zwiebel, und man verwendet sie zur Behandlung von Erkältungen und Erkältungssymptomen sowie bei Schlaganfall, schmerzhaften wunden Stellen, Karbunkeln und traumatischen Verletzungen. Bei oraler Anwendung beträgt die übliche Tagesdosis 9 bis 15 g. Sie wird in Wasser gekocht. Zur äußerlichen Anwendung trägt man auch hier gewöhnlich einen heißen Brei auf.

Die Wurzeln sind weiß und 2,5 bis 5 cm lang. Sie erinnern, wie ihr chinesischer Name nahelegt, an einen Bart. Dies ist der einzige Teil der Winterzwiebel, dem keine wärmende Eigenschaften zugeschrieben werden. Mit den Wurzeln werden durch Erkältung verursachte Kopfschmerzen behandelt, durch große Kälte bedingte Verletzungen (wie Erfrierungen) und Halsentzündungen. Die Tagesdosis beträgt gewöhnlich 6 bis 9 g und wird als Abkochung eingenommen. Bei äußerlicher Anwendung trägt man entweder pulverisierte getrocknete Wurzeln direkt auf oder verwendet eine Abkochung, mit der man die betroffenen Stellen abtupft.

Die Samen der Winterzwiebel sollen die Nierenfunktionen beleben und die Sehkraft verbessern. Außerdem verwendet man sie zur Behandlung von durch Nierenversagen bedingter Impotenz, Schwindelgefühl und Ausfluß. Die übliche Tagesdosis beträgt 3 bis 9 g und wird als Pulver mit Wasser eingenommen.

Der Saft der Winterzwiebel, der aus der Zwiebel oder der ganzen Pflanze gewonnen wird, soll Blutansammlungen auflösen (wie Gerinnsel, blaue Flecken usw.), entgiften und im Körper befindliche Parasiten vertreiben. Ferner benutzt man ihn zur Behandlung von Kopfschmerzen,

Nasenbluten, Hämaturie (blutiger Urin), Karbunkeln und traumatischen Verletzungen.

Heutiger Gebrauch: In vielen regionalen pharmazeutischen und medizinischen Fachzeitschriften Chinas ist über die erfolgreiche Behandlung von Erkältungen, Mastitis, Verdauungsstörungen bei Kindern sowie Madenwürmern berichtet worden, die auf traditionellen Mitteln basierte. In allen Fällen wurden die Zwiebeln jedoch zusammen mit anderen Pflanzen verwendet.

In einem japanischen Bericht ist die äußerliche Anwendung der Zwiebel zur Behandlung von Erkältungen beschrieben. Man hatte je 15 g Zwiebeln und frischen Ingwer mit 3 g Salz zu einem Brei zerstampft, diesen in Mull gewickelt und dann damit Brust, Rücken, Fußsohlen, Handflächen, Kniebeugen und Armbeugen eingerieben. Anschließend mußten die Patienten ruhen. Alle so behandelten Patienten wurden innerhalb von ein oder zwei Tagen gesund. Bei den meisten reichte eine einmalige Anwendung aus, und sie erholten sich über Nacht. Einige brauchten zwei Behandlungen. Bei manchen Patienten verschwand das Fieber nach einer halben Stunde, während der sie stark schwitzten.

Hausmittel: Sowohl in klassischen als auch in modernen Heilpflanzenbüchern finden sich zahlreiche Rezepte.

Um *Erkältungskrankheiten* und mit ihnen verbundene *Kopfschmerzen* zu beseitigen, empfiehlt ein typisches Rezept (siehe auch Tofu), 30 bis 60 g Winterzwiebeln und 15 g frischen Ingwer für etwa 20 bis 30 Minuten in Wasser zu kochen. Die Flüssigkeit wird abgegossen oder abgeseiht und vor dem Schlafengehen getrunken.

Bei *Kratzen im Hals*, *verstopfter Nase* und *Hustenreiz* kann eine Nudelsuppe mit einigen Zwiebeln und ein oder zwei Stücken frischem Ingwer in Größe eines 2-Mark-Stückes bereitet werden. Man würzt die Suppe mit weißem Pfeffer und ißt sie heiß.

Zur Behandlung von *Nierensteinen* schmort man je 225 g ganze Winterzwiebeln und Schweinefüße mit einer ausreichenden Menge Wasser. (Es sollte kein Salz zugegeben werden.) Wenn man Schweinefüße mag, kann es sicher nichts schaden, dieses Rezept einmal auszuprobieren.

Bei *Ausfluß* empfiehlt ein modernes Pflanzenbuch, zwei- bis dreimal täglich 3 g getrocknete und gemahlene Samen mit Wasser einzunehmen. Über einen Zeitraum von zehn Tagen beträgt die Gesamtdosis etwa 95 g.

Verdauungsstörungen bei Kindern werden mit einem Mittel behandelt, das man aus einer ganzen Winterzwiebel, 15 g frischem Ingwer und 9 g Fenchelsamen zubereitet. Zwiebel und Ingwer werden fein püriert, dann gibt man das Fenchelsamenpulver dazu und rührt alles gut um. Man erhitzt den Brei (er darf aber nicht zu heiß sein), wickelt ihn in Mull und legt ihm dem Kind auf den Nabel. Dies kann man über einen Zeitraum von mehreren Tagen ein- bis zweimal täglich wiederholen.

Zur Behandlung von *traumatischen Verletzungen* und schmerzhaften, *blutenden Wunden*, beispielsweise Fingerverletzungen, empfiehlt ein Rezept, das in mehreren klassischen Büchern zu finden ist, die Verwendung von Winterzwiebelblättern, die langsam erhitzt und aufgeschlitzt werden. Dann drückt man die innere (jetzt schleimige) Fläche vorsichtig auf die Wunde. Dies wird mit frischen Blättern mehrmals wiederholt, bis Schmerzen und Blutung abklingen. Nach Li Shizhen, dem Pflanzenarzt

des 16. Jahrhunderts, verheilen die Wunden nach mehr-
maliger Anwendung narbenlos.

Hua Tuo, ein berühmter Chirurg aus dem 3. Jahrhundert
n. Chr., dem die Vervollkommnung der Akupunktur zugeschrieben wird, empfiehlt als Mittel gegen plötzliche *Er-
schöpfung* bei Männern, die auf übermäßigen Ge-
schlechtsverkehr zurückzuführen ist und kalte Schweißausbrüche und Bewußtlosigkeit zur Folge hat, Zwiebeln
unter Rühren in einer Pfanne zu erhitzen (aber nicht zu
verkohlen) und dem Patienten auf den Nabel zu legen. In
der Zwischenzeit werden mehrere Zwiebeln püriert und in
Wein gekocht, die der Patient dann zu essen bekommt.
Dieses Mittel soll das *yangyi* (die Manneskraft) des Patienten wiederherstellen.

Bezugsquellen: Winterzwiebeln gibt es in den meisten
Gemüsehandlungen und Supermärkten.

Zimtkassie

肉

桂

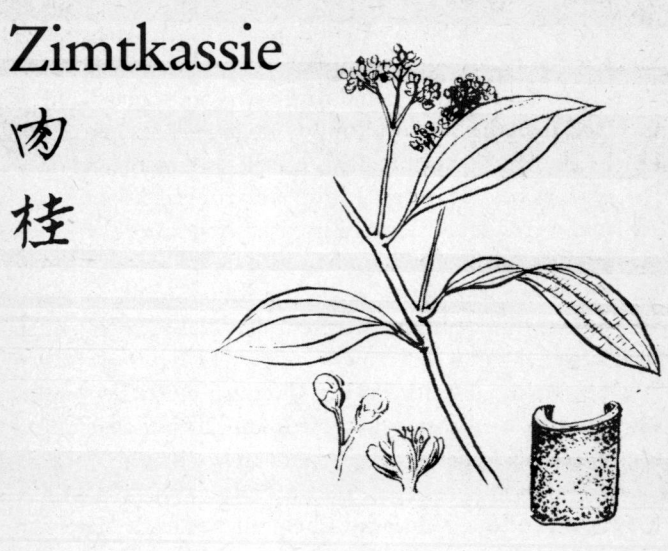

Allgemeines: Die Zimtkassie, auch Kassia oder China-
zimt genannt, wird gewöhnlich von dem normalen Cey-
lonzimt unterschieden, den die Nahrungmittelindustrie
für ihre Produkte vorzieht, weil er den besseren Geschmack hat. Die Hersteller von pharmazeutischen Produkten machen jedoch keinen Unterschied zwischen den
beiden Zimtarten, und auch der durchschnittliche Laie
kann sie kaum auseinanderhalten.
Bei der Zimtkassie handelt es sich um die getrocknete
Rinde des Stammes oder der Zweige von *C. aromaticum
syn. Cinnamomum cassia* aus der Familie der Lorbeerge-
wächse. Der Baum kann 12 bis 17 Meter Höhe erreichen,
zur Gewinnung des Gewürzes setzt man ihn jedoch meist
auf den Stock (man schneidet ihn zurück), damit das Ab-
schälen der Rinde problemlos erfolgen kann. Es gibt ver-

schiedene Kassietypen, von denen die zwei bekanntesten »Quills« (Röllchen) und »Strips« (Streifen) sind. Die Röllchen oder Stangen stammen von jungen Bäumen (die fünf oder sechs Jahre alt sind), Streifen von alten Bäumen. Die Zimtkassie wird ausschließlich in China produziert, wo man sie *rougui* nennt. Die Hauptanbaugebiete sind die Provinzen Guangxi, Guangdong und Yunnan. Aus einer beachtlichen Menge wird Öl hergestellt, das – wie normales Zimtöl – im Westen sehr viel als Aromastoff für Nahrungsmittel und pharmazeutische Produkte verwendet wird.

Die Zimtkassie enthält 1 bis 2 % ätherisches Öl, das im wesentlichen seinen würzigen Duft und Geschmack bedingt. Wie andere Rinden enthält sie auch Tannine, Zucker, Harze und Pflanzenschleim sowie andere Bestandteile. Im ätherischen Öl finden sich viele Substanzen, die man zur Herstellung von Duftstoffen und Aromen verwendet. Zimtaldehyd, das in den größten Mengen vorkommt (75–90 %), wurde in wissenschaftlichen Experimenten getestet und hat bei Mäusen beruhigende und schmerzstillende Wirkung gezeigt.

Sowohl Zimtkassie als auch gewöhnlicher Zimt werden im Westen wie im Osten seit Tausenden von Jahren zur Behandlung chronischen Durchfalls, Rheuma, Erkältungen, Bluthochdruck, Nierenleiden und Bauchschmerzen verwendet.

Wirkung: Chinesische und japanische Wissenschaftler haben in Tierexperimenten festgestellt, daß die Zimtkassie beruhigt und Blutdruck und Fieber senkt. Das Öl hat antiseptische Eigenschaften und tötet verschiedene Bakterien- und Pilztypen ab.

Traditioneller Gebrauch: Die Zimtkassie wird in China seit mehreren tausend Jahren in der Medizin verwendet. Erstmals wird sie in einer Quelle aus der Han-Dynastie (200 v. Chr. – 200 n. Chr.), im Arzneibuch des Shennong erwähnt, wo sie in der Kategorie der ungiftigen Pflanzen zu finden ist. Heute stuft man sie als leicht giftig ein und schreibt ihr wärmende Wirkung zu. Bei der Einnahme relativ großer Mengen (35 g und mehr) zeigten sich Vergiftungserscheinungen wie Schwindel, unscharfes Sehen, Husten, Durst und Harnverhaltung. Diese Zustände werden als »heiß« eingestuft und müssen mit kühlenden Pflanzen wie Mungbohnen oder Chrysanthemenblüten behandelt werden. Von alters her wird die Zimtkassie zur Behandlung von peripheren Durchblutungsstörungen, schwachem Puls, Hexenschuß, Amenorrhöe (Ausbleiben der Monatsregel), Atemnot, Monatsbeschwerden, schmerzenden Knien, pfeifendem Atem und Bauchschmerzen mit Erbrechen benutzt. Die normale Tagesdosis beträgt 1 bis 4,5 g und wird als Pulver, Abkochung oder Tee eingenommen.

Die Zimtkassie wird hauptsächlich als Krampfmittel (zur Linderung von Koliken und Bauchgrimmen) oder als Magenstärkungsmittel eingesetzt. Die normale Tagesdosis beträgt 0,06 bis 0,6 ml (1–10 Tropfen). Man nimmt sie mit Wasser ein.

Hausmittel: Bei vielen der überlieferten Rezepte wird die Zimtkassie zusammen mit zahlreichen anderen Pflanzen verwendet, die folgenden beiden Mittel sind jedoch einfacher.

Zur Behandlung von *Bauchschmerzen* und *Durchfall*, die auf *Magen- und Darmverstimmungen* zurückzuführen

sind, werden kleinere Mengen Zimtkassie und Nelken-
pulver gemischt (jeweils 30 g) und entweder eingenommen oder äußerlich angewendet. Zur Einnahme schluckt
man das Pulver mit Wasser. Die Tagesdosis liegt zwischen
0,6 und 1,6 g. Bei äußerlicher Anwendung wird eine
kleine Menge Pulver gleichmäßig auf ein 6 × 6 cm großes
Stück Klebefolie verteilt, das man auf den Bauchnabel
klebt.

Zur Behandlung von *traumatischen Verletzungen* (Faust-
schläge, Stoßen usw.), die Blutansammlungen und Gliederschmerzen verursachen, nimmt man 6 g Zimtkassie-
pulver mit Wein ein.

Bezugsquellen: Zimtkassie ist in Apotheken erhältlich.

Anhang

Danksagung

Seit meiner frühesten Kindheit habe ich mich für chinesische Heilpflanzen interessiert; dieses Buch ist *ein* Resultat. Zahlreiche Personen und Umstände haben es mir ermöglicht:

Danken möchte ich meiner Großmutter mütterlicherseits, die mich in die Wunder der chinesischen Pflanzenmedizin einweihte, sowie meinem Urgroßvater mütterlicherseits, der meine Großmutter in seiner Eigenschaft als Dorfarzt gelehrt hat.

Die Illustrationen in diesem Buch danke ich meinem Vater. Ebenso möchte ich meinem Freund Lam-Kwong Sin aus Hongkong danken, der mir vor nun sechs Jahren ein Exemplar der eben erschienenen *Encyclopedia of Chinese Drugs* vom Jiangsu-Institut für Moderne Medizin geschenkt und auf diese Weise mein Interesse an der Materie wieder angeregt hat.

Ganz besonders aber danke ich meiner Frau, ohne deren Geduld und Verständnis dieses Buch nicht hätte geschrieben werden können. Nicht nur schrieb sie das gesamte Manuskript, sie half mir auch mit kritischen Hinweisen und konstruktiven Vorschlägen. Da sie aus dem Westen stammt, bildeten ihre Ansichten ein wertvolles Gegengewicht für das Buch.

Zur deutschen Ausgabe

Für die vorliegende Ausgabe wurde die Bibliographie ergänzt, das Glossar der englischen Ausgabe in die Einleitung eingearbeitet und die Pflanzennamen auf den neuesten Stand nach Robert Zanders Standardwerk *Handwörterbuch der Pflanzennamen* gebracht. Wir danken an dieser Stelle Frau Marianne Beuchert, Expertin für chinesische Botanik und Gartenkunst, herzlich für ihre sachkundige Hilfe.

Allen Interessenten seien noch die Internationale Gesellschaft für Chinesische Medizin (Societas Medicinae Sinensis, Leopoldstr. 17, 8000 München 40) mit ihren Veranstaltungen empfohlen, sowie zur Information über Bezugsmöglichkeiten chinesischer Medikamente die entsprechende Liste der Fa. China Medica, Postfach 11, 8163 Bayrischzell.

Literaturhinweise

Bailey, Liberty Hyde. *Manual of Cultivated Plants.* New York: Macmillan, 1949.

Bailey, Liberty Hyde. *The Standard Cyclopedia of Horticulture.* 3 Bde. New York: Macmillan, 1942.

Chen, C. R. *Encyclopedia of Chinese Drugs.* 2 Bde. Hong Kong: Shanghai Publishing Co., 1962. (In Chinesisch)

Cheung, S. C., und N. H. Li, Hrsg. *Chinese Medicinal Herbs of Hong Kong.* Bd. 1. Hong Kong: Commercial Press, 1978. (In Chinesisch)

Chinese Herbs and Herbal Recipes. Hong Kong: Commercial Press, 1970. (In Chinesisch)

Chinese Medicinal Herbs. Compiled by Li Shih-Chen. Transl. and researched by F. Porter Smith and G. A. Stuart. San Francisco: Georgetown Press 5. Aufl., 1980.

Chinese Pharmacopeia. Bd. 1. Beijing: People's Medical Publishing House, 1977. (In Chinesisch)

Claus, Edward P. *Pharmacognosy.* 4 Bde. Philadelphia: Lea & Fibiger, 1961.

Fernald, M. L. *Gray's Manual of Botany.* New York: American Book Company, 1950.

J. E. Fogarty International Center for Advanced Study in the Health Sciences. *A Barefoot Doctor's Manual.* Washington, D. C.: National Institutes of Health, 1974. (Department of Health, Education, and Welfare Publication No. [NIH] 75-695.) (In Chinesisch)

Gosselin, R. E. et al. *Clinical Toxicology of Commercial Products: Acute Poisoning.* 4 Bde. Baltimore: Williams & Wilkins, 1976.

Grieve, Maude. *A Modern Herbal.* 2 Bde. New York: Dover,1971.

Harris, Bea C. *Kitchen Medicines.* New York: Weathervane Books, 1968.

Hay, Roy, and Patrick M. Synge. *The Color Dictionary of Flowers and Plants for Home and Garden.* New York: Crown, 1975.

Herbal Pharmacology in the People's Republic of China: A Trip Report of the American Herbal Pharmacology Delegation. Washington, D. C.: National Academy of Sciences, 1975.

Hortus Third: A Concise Dictionary of Plants Cultivated in the United States & Canada. Compiled by the L. H. Bailey Hortorium Staff, Cornell University. New York: Macmillan, 1976.

Hu, Y. Y., and M. S. Xuan, Hrsg.: Anticancer Herbs of Yunnan. Kunming: Yunnan People's Press, 1982.

Hume, Edward H. *Doctors East Doctors West: An American Physician's Life in China.* New York: Norton, 1946.

Literaturhinweise

Jiangsu Institute of Modern Medicine. *Encyclopedia of Chinese Drugs*. 3 Bde. Shanghai: Shanghai Scientific and Technical Publications, 1977

Keys, John D. *Chinese Herbs*. Their Botany, Chemistry and Pharmacodynamics. Rutland/Vermont – Tokyo/Japan: Tuttle Company 1976.

Krochmal, Arnold, and Connie Krochmal. *A Guide to the Medicinal Plants of the United States*. New York: Quadrangle, 1975.

Leung, Albert Y. *Encyclopedia of Common Natural Ingredients Used in Food, Drugs and Cosmetics*. New York: Wiley-Interscience, 1980.

Lewis, Walter H., and M. P. F. Elvin-Lewis. *Medical Botany: Plants Affecting Man's Health*. New York. Wiley-Interscience, 1982.

Li, S. Z. *Ben Cao Gang Mu* (*»Herbal Systematics«*). Reprint. 6 Bde. Hong Kong: Commercial Press, 1977. (In Chinesisch)

Liu, F., and Y. M. Liu. *Chinese Medical Terminology*. Hong Kong: Commercial Press, 1980.

Lu, K. S. *Encylopedia of Chinese Drugs and Their Chemical Constituents*. Hong Kong: Shanghai Press, 1955. (In Chinesisch)

Lu, S. *Chinese Drugs in the West*. Hong Kong: Deli Book, Co., 1978. (In Chinesisch)

Lust, John B. *The Herb Book*. Sini Valley, Calif.: Benedict Lust, 1974.

Marsh, A. C., et al. *Composition of Foods: Spices and Herbs. Raw, Processed, Prepared*. Washington, D. C.: Agricultural Research Service, U. S. Department of Agriculture, 1977. (Agriculture Handbook No. 8–2).

Martindale: *The Extra Pharmacopoeia*. London: Pharmaceutical Press, 1977.

The Merck Index: An Encylopedia of Chemicals and Drugs. 9. Aufl. Rahway, N. J.: Merck, 1976.

Mitchell, J., and A. Rook. *Botanical Dermatology: Plants and Plant Products Injurious to the Skin*. Vancouver, B. C.: Greengrass, 1979.

Morton, J. F. *Major Medicinal Plants: Botany, Culture, and Uses*. Springfield, Ill.: Thomas, 1977.

Nan-fang ts'ao-mu chuang. A Fourth Century Flora of Southeast Asia. Hrsg. v. Hui-Lin Li. Hong Kong: The Chinese University Press, 1979

Nanjing College of Pharmacy. *Chinese Herbal Drugs*. 3 Bde. Nanjing: Jiangsu People's Press, 1976 (In Chinesisch)

Nanjing Pharmaceutical Institute. *Materia Medica*. Hong Kong: Saohua Society for Cultural Services, 1960. (In Chinesisch)

Polunin, Oleg, and B. E. Smythies. *Flowers of South-West Europe*. London: Oxford University Press, 1973.

Porkert, Manfred. *Die chinesische Medizin*. Düsseldorf, Wien: Econ 1982.

278

Practical Herb Manual. Hong Kong: Commercial Press, 1971. (In Chinesisch)

Rose, Jeanne. *The Herbal Body Book.* New York: Grosset & Dunlap, 1976.

Rosengarten, Frederick, Jr. *The Book of Spices.* Wynnewood, Pa.: Livingston, 1969; paperback, New York: Jove, 1973.

Shangguan, L. P. *History of Chinese Medicine.* Hong Kong: Xinli, 1974. (In Chinesisch)

The Shennong Herbal. Reprint. Taipei: Five Continent, 1977. (In Chinesisch)

Terrell, E. E. *A Checklist of Names for 3,000 Vascular Plants of Economic Importance.* Washington, D. C.: Agricultural Research Service, U. S. Department of Agriculture, 1977. (Agriculture Handbook No. 505.)

Trease, G. E., and W. C. Evans. *Pharmacognosy.* 11th ed. London: Bailliere Tindall, 1978.

Tyler, Varro E., et al. *Pharmacognosy.* 8. Aufl. Philadelphia: Lea & Febiger, 1981.

Wang, B. X. *Curative Effects of New Products.* Jilin: Jilin People's Press, 1981. (In Chinesisch)

Watt, B. K., and A. L. Merrill. *Composition of Foods: Raw, Processed, Prepared.* Washington. D. C.: Agricultural Research Service, U. S. Department of Agriculture, 1975. (Agriculture Handbook No. 8.)

Wu, A. B. *Encyclopedia of Herbal Pharmacology.* Hong Kong: Cheung Hing, n. D. (In Chinesisch)

Wu, J. J., and C. R. Chen, eds. *An Illustrated Encyclopedia of Chinese Herbal Pharmacology.* Hong Kong: Guangxin, n. d. (In Chinesisch)

Yang, J. X. *Anticancer Herbal Preparations.* Beijing: People's Health Press, 1981. (In Chinesisch)

Youngken, H. W. *Textbook of Pharmacognosy.* 5. Aufl. Philadelphia: Blakiston, 1943.

Register Kursive Seitenangaben verweisen auf Rezepte

Register

Register